DIE FANTASIE IST DER GARTEN DER SEELE

(Thomas Romanus)

Mit dem Buch, das Sie gerade aufgeschlagen haben, begeben Sie sich auf eine Kunsttherapie-Reise. Eine Reise, auf der Sie kunsttherapeutische Techniken kennenlernen werden.

Ich wünsche Ihnen eine interessante Reise, die Ihre Kreativität beflügelt.

Christine Stettner, Dipl. Kunsttherapeutin

VITA

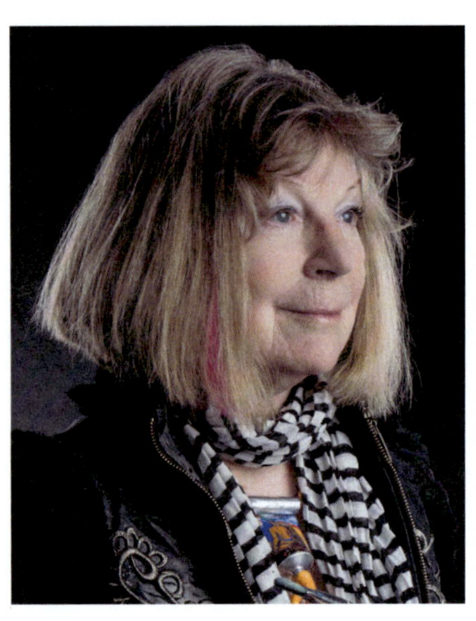

Christine Stettner
In München geboren
Akad. Künstlerin, Malerei und Druckgrafik
Lehramt, Schuldienst an Realschulen
Referentin für Gestaltung an
Bayerns Schulen
Leitende Tätigkeit im Marketingbereich
Dipl. Kunsttherapeutin
Dozentin für die Ausbildung
in Kreativ-und Kunsttherapie
Zahlreiche Ausstellungen und
Ausstellungsbeteiligungen im In- und Ausland

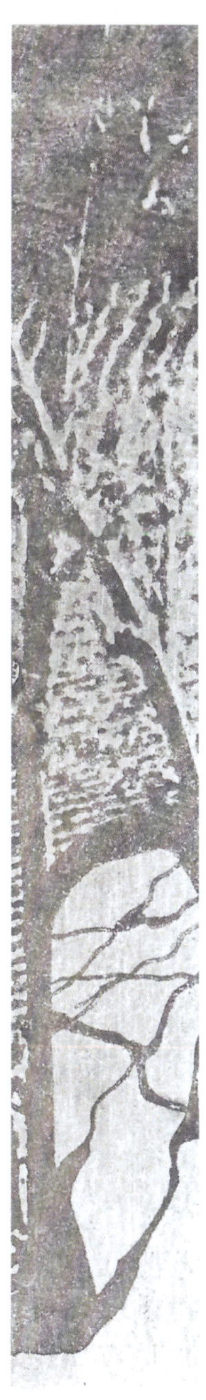

INHALT

FASZINATION **KUNSTTHERAPIE**

Meine Fähigkeiten, neue Ideen und Sichtweisen zu entwickeln, inspirierten mich dazu, ein kreativ therapeutisches Berufsfeld zu wählen. Als Kunsttherapeutin kann ich meine künstlerische, pädagogische und therapeutische Begabung umsetzen.

Hier liegt eine ganz entscheidende Quelle für meine Arbeit. Was bewegt Personen, welche Probleme beeinflussen ihr Leben, welchen biografischen Hintergrund haben sie. Wie kann ich mit bildnerischen Mitteln Zugang zur individuellen Geschichte der Klientin finden, um Konflikte zu entdecken und so zu einer bewussten Behandlung werden.

Das „Mutig-in-die-Welt-Setzen“ und die Stärkung des Selbstwertgefühls sind Grundpfeiler meines Ansatzes. Man könnte es auch so sagen. Ich gebe den Klienten zusätzlich Farben für ihre „Lebenspalette“, damit ihre kreative Schöpferkraft erweitert werden kann.

Das Hauptanliegen meiner Tätigkeit als Dozentin für Kreativ- und Kunsttherapie besteht darin, den Teilnehmer*innen der Ausbildung ein Instrument in die Hand zu geben, das sie befähigt, helfend mit Menschen zu arbeiten. Ich ermuntere die Teilnehmer*innen ihre Kreativität zu aktivieren, was wiederum die Entfaltung ihrer Persönlichkeit begünstigt. Offenheit, geistige und emotionale Beweglichkeit, Mut zum eigenen Ausdruck, Wachheit der Sinne und Freude am Spiel sehe ich als die Fähigkeiten, Neues zu schaffen, um die eigene Wahrnehmung zu erweitern.

>> Die Kunsttherapie ist für mich eine wundervolle, gleichberechtigte Ausgewogenheit zwischen Kopf, Hand, Fuß und Bauch

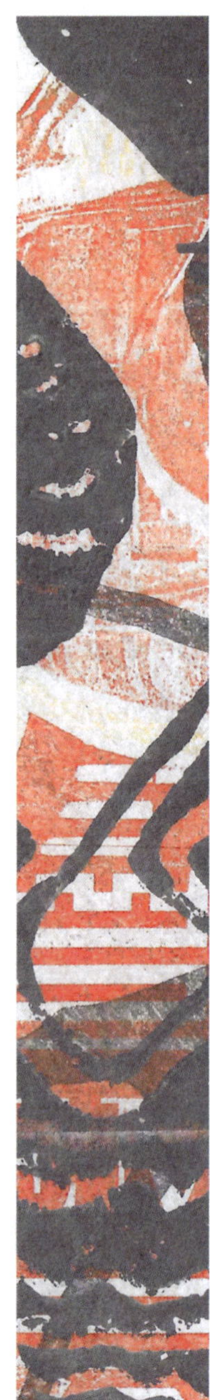

WAS IST EIGENTLICH **KUNSTTHERAPIE**

Oft werde ich gefragt: „Was machen Sie denn beruflich"? Dann ist der Wahrheit entsprechend meine Antwort: „Ich bin Dozentin für die Ausbildung in Kreativ- und Kunsttherapie". Darauf folgt fast immer ein „Aha"! Dieser Ausdruck signalisiert mir, dass mein Gegenüber nichts mit der Berufsbezeichnung anfangen kann.

Ja, was ist eigentlich Kunsttherapie?
Ihre Anfänge gehen zurück um 1920. Der Heidelberger Psychiater Hans Prinzhorn, setzte sich mit der Psychologie der Gestaltung auseinander. Für ihn bedeuteten die bildnerischen Arbeiten einen wichtigen Zugang zur Psyche seiner Klienten.

Die Beschäftigung mit Malerei ist fast so alt, wie die Menschheit. Sie symbolisiert sowohl die persönliche als auch kulturelle Entwicklung einer Gesellschaft. Die Kunst spiegelt nicht nur die Trends der Gesellschaft wider, sie gilt darüber hinaus auch als Form für persönlichen Ausdruck und kreativen Ideen.

Einfach ausgedrückt ist die Kunsttherapie der Gebrauch von Malerei und anderen visuellen Medien in einem therapeutischen Rahmen. Wenn die Kunst therapeutisch eingesetzt wird, findet sie nicht unbedingt Anerkennung und Verständnis. Ein Grund dafür besteht in dem grundlegenden Unterschied zwischen Kunst im traditionellen Sinn der Kunst und der Absicht, wie sie therapeutisch verwendet wird.

Allgemein ist bekannt, dass jegliche Beschäftigung mit bildnerischen Arbeiten auch beruhigenden Charakter hat. Wenn jemand zum Beispiel mit dem Malen beginnt, so kann dieser Prozess befriedigend sein. Hat dieser Vorgang schon einen therapeutischen Charakter?
Meist besteht der Zweck darin, ein „schönes" Bild zu schaffen. Das heißt, die ästhetischen Überlegungen sind von höchster Wichtigkeit. Das Endprodukt gilt als Ziel seiner Ichbezogenheit und wird dann als Kunstwerk ausgestellt. Ein therapeutischer Prozess als solcher ist von sekundärer Bedeutung.

Selbstverständlich kann die Tätigkeit des Malens das Selbstwertgefühl der Person aktivieren. Die eigene Kreativität zum Klingen bringen, ist eine Befreiung aus der „Zwangsjacke". Das Sprühende, Farbige, das Nicht-Alltägliche ist eine subjektive Kostbarkeit.

Im Gegensatz dazu verfolgt künstlerische Betätigung in einem therapeutischen Rahmen mit eindeutigen Behandlungszielen in der Gegenwart eines Therapeuten einen anderen Sinn und Zweck. In der Therapie wird die Person und der Prozess des Malens zu einem wesentlichen Element, da die Kunst zum Zweck der nicht-verbalen Kommunikation benutzt wird. Präzise ausgedrückt, stellt die Gestaltung ein verbales Medium bereit, durch das sich die Person sowohl bewusst als auch unbewusst Ausdruck verschaffen kann. Ein therapeutisches Verfahren ist darauf angelegt, vorteilhafte Veränderungen in der Persönlichkeit oder in der Lebensweise zu unterstützen, die über die Sitzung hinweg andauert Das Wesen der Kunsttherapie liegt in dem therapeutischen Ergebnis einer schöpferischen Betätigung.

Die Fähigkeit zu kommunizieren ist weitgehend als grundlegendes menschliches Merkmal bekannt. Die Fähigkeit, sich mit Hilfe von Zeichen im weitesten Sinn auszudrücken, ist nahezu universell. Die Symbolisierung von Gefühlen und Erfahrungen in Bildern kann ein mächtigeres Ausdrucksmittel sein, als verbale Beschreibung.

Wenn man sich auf das gemalte Bild konzentriert, so werden viele Aspekte des Menschen über sich selbst, die möglicherweise vorher verdeckt waren, plötzlich deutlich. Das Malen kann also ein Prozess sein, indem der oder die Betreffende aktiv psychisch engagiert ist. Obwohl diese Aktivität durch die Therapeutin eingeleitet wird, ist sie doch spontan, eigen-motiviert und autark, sobald die Person ganz und gar von dem, was sie tut in Anspruch genommen wird.

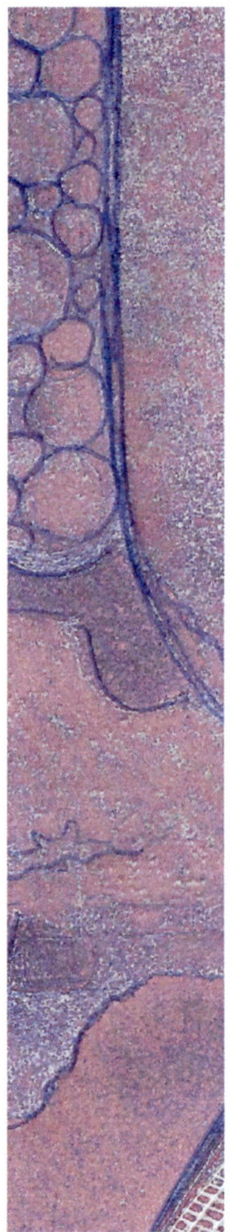

LEITFADEN DER METHODEN-IDEEN

» EIN FLUSS, VIELE MÖGLICHKEITEN

Die in meinem Buch vorgestellten Ideen sollen Sie anregen, einen neuen Blickwinkel der Methoden in der Kunsttherapie kennenzulernen.

METHODEN

- Alle Methoden beruhen auf meine Erkenntnisse der Therapieerfahrung und meiner kreativen Ideenfindung.
- Charakteristisch für die Ideenfindung jeder einzelnen Methode sind die unterschiedlichen Variationen.
- Der Problemlösungsprozess der Methoden wird praxisnah dargestellt.
- Alle Methoden ermöglichen die Fähigkeit zur Einsicht der eigenen Persönlichkeit und der Selbstheilung der Klienten.
- Über die Übungsbeispiele hinaus werden Anregungen vermittelt, wie anhand von kreativen Techniken weitergearbeitet werden kann.
- Die Methoden der Emotionalen Gruppentherapie können auch als Einzeltherapie verwendet werden.

SYMBOLE ALS WEGWEISER FÜR JEDE METHODE

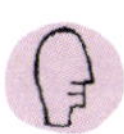 Anwendungsbereich der Methode

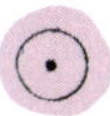 Ziel der Methode

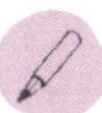 Vorbereitung/Material Therapeutin

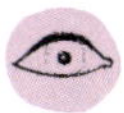 Durchführung der Methode

 Bearbeitungstechnik

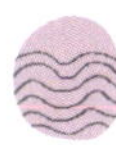 Aufgabenstellung

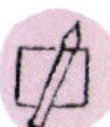 Erforderliches Material

 Arbeitsanweisung der Aufgabenstellung

 Schlussbesprechnung

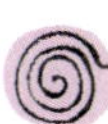 Variation einer Methode

WIRKFAKTOREN DER METHODEN THERAPEUTIN/KLIENTIN

- Das gemalte Bild der Klientin einer Gruppe sollte nicht von der Therapeutin interpretiert werden.
- Die Entstehung eines Bildes kann weder rational noch emotional nachempfunden werden.
- Die Therapeutin stellt Fragen nach der Bedeutung der Farben oder der Formen eines gestalteten Bildes.

DIE ANWENDUNG EINER METHODE NACH FOLGENDEN KRITERIEN THERAPEUTIN/KLIENTIN

- Aktivieren des Selbstwertgefühls
- Darstellung der momentanen Befindlichkeit
- Positives Feedback vermitteln
- Problemstellung verdeutlichen
- Vorhandene Ressourcen stärken
- Die Aufgabenstellung einer Methode sollte der Klientin erklärt werden.
- Welche Methode Sie am besten einsetzen, überlasse ich Ihrer Intuition, Ihrer Kreativität und vor allem Ihrer therapeutischen Erfahrung.

>> Ich wünsche Ihnen viel Erfolg bei der Umsetzung meiner Methoden-Ideen

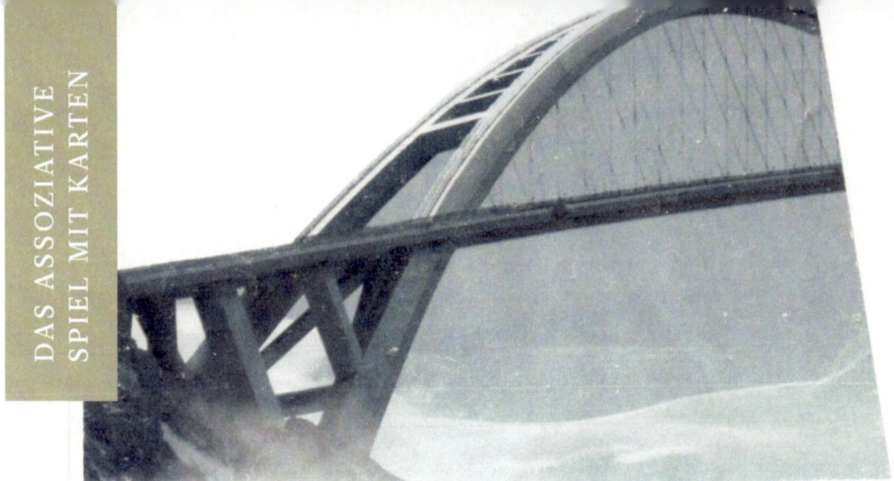

DAS ASSOZIATIVE SPIEL **MIT KARTEN**

Das assoziative Spiel mit Karten soll Klientinnen, wie auch Teilnehmerinnen einer Gruppe dazu ermuntern, neue Maßstäbe für ihre Befindlichkeit zu erkennen. Bilder, die wir betrachten, wirken auf uns. Wir nehmen das wahr, was uns gerade beschäftigt. Oft sind wir uns dessen gar nicht bewußt. Das assoziative Kartenspiel ist eine Möglichkeit, den Zugang zur individuellen Geschichte der Klienten zu finden.

Die Klientin einer Gruppe wird gebeten, sich mit dem Thema einer gezogenen Bildkarte durch die Methode der freien Assoziation auseinanderzusetzen.

Laut Wikipedia wird die freie Assoziation wie folgt erklärt:

>> Die freie Assoziation, auch freies Assoziieren oder Methode der freien Einfälle genannt, ist eine Methode der psychoanalytischen Therapie Sigmund Freuds. Der Klient soll seine Einfälle zu Personen, Ereignissen, Dinge oder Symbolen freien Lauf lassen, ohne seine Äußerungen zu zensieren, auch wenn sie ihm als unpassend, unangenehm, sittenwidrig, unsinnig oder unwichtig erscheinen.

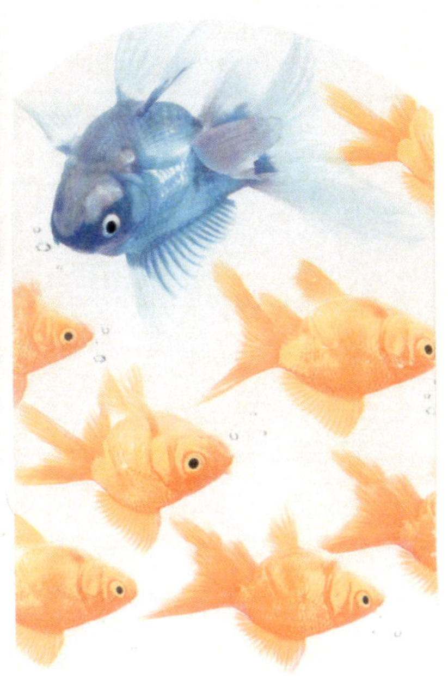

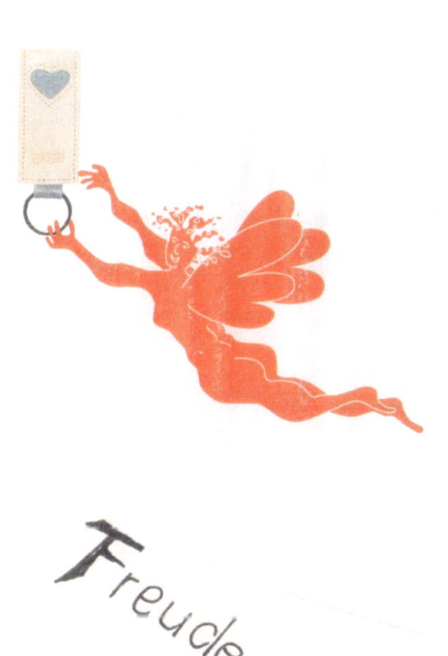

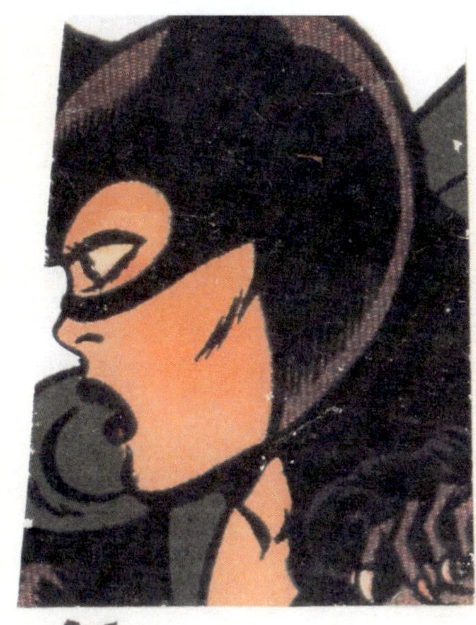

Die Bildkarten werden von der Therapeutin gestaltet.
Selbstverständlich kann die Therapeutin ihre eigenen Begriffe wählen.

LIEBE
VERWIRRUNG
WIEDERSTEHEN
KUMMER
ANPASSEN
HERAUSFORDERUNG
ATTRAKTIVITÄT
AGGRESSION

BELOHNUNG
FREUDE
KAMPF
LOSLASSEN
SPIEL
DANKBARKEIT
VERACHTUNG
ZUVERSICHT

SKLAVE
WARTEN
GEBORGENHEIT
DEMÜTIGUNG
BEWUNDERUNG
ZÄRTLICHKEIT
TRAUER
ACHTSAMKEIT

EINZELTHERAPIE

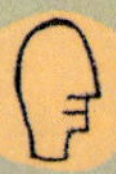

ANWENDUNGSBEREICH

Einzeltherapie
Gruppentherapie
Paartherapie

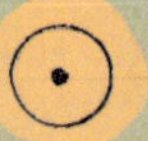

ZIEL DER METHODE

Visualisieren von Lebensbedingungen. Akzeptieren der Sichtweisen Anderer. Eine neue Wirklichkeit schaffen.

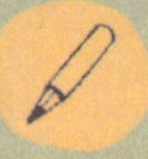

VORBEREITUNG/ MATERIAL THERAPEUTIN

Gestaltung der Karten - Therapeutin

Größe: 7 x 11 cm

Abbildungen aus Illustrierten, die dem Begriff der Therapeutin wie z.B. Liebe entsprechen, werden auf die Karte geklebt.

Einige Karten können auf der Bildseite mit dem ausgesuchten Begriff beschriftet werden.

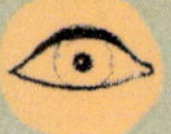

DURCHFÜHRUNG EINZELTHERAPIE

Die Abbildung aller Bildkarten sind für die Klientin nicht sichtbar. Beschriftete oder unbeschriftete Bildkarten können ausgewählt werden. Die erste Bildkarte wird von der Klientin gezogen und deren Assoziationsbegriffe von der Therapeutin notiert.
Die zweite Bildkarte wird von der Klientin ausgewählt. Die Assoziationsbegriffe werden von der Therapeutin in Bezug auf den Konflikt der Klientin geäußert und notiert.

BEARBEITUNGSTECHNIK

Problemstellung der Klientin: Beziehungskonflikt

Ich bitte die Klientin eine Bildkarte zu ziehen. Die von ihr genannten Assoziationsbegriffe notiere ich. Die zweite Karte wählt meine Klientin, die ich in Bezug auf den Konflikt meiner Klientin assoziiere. Ich motiviere meine Klientin, Begriffe mit einem roten Stift zu unterstreichen, die ihren momentanen Gefühlen entsprechen. Mit einem grünen Stift markiere ich Begriffe, die den Konflikt aus einer anderen Perspektive sichtbar machen.

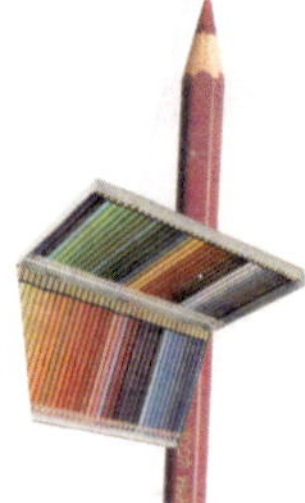

VIELFALT
LEBENDIGKEIT
LEBENSLUST
DOMINANZ
HERAUSFORDERUNG
DER ROTE FADEN
LEUCHTKRAFT
VERWIRRUNG
KLARHEIT
ORDNUNG
SICHERHEIT

Freie Assoziation der Klientin

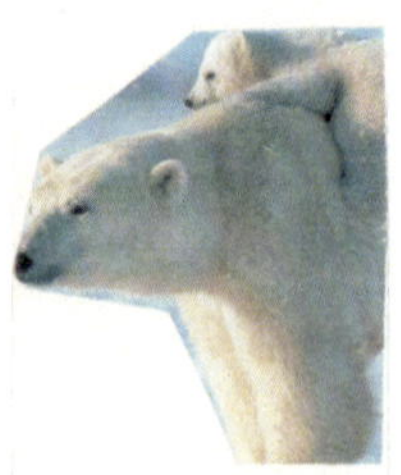

IN DIE ZUKUNFT BLICKEN
VERANTWORTUNG
ALLES MEISTERN
UNBEIRRT DEN WEG GEHEN
VERTRAUEN
ZÄRTLICHKEIT
ERST DENKEN, DANN HANDELN
FRAGEN STELLEN
MIT JEMAND IN DIE ZUKUNFT
INTUITIV DAS RICHTIGE MACHEN
ABWARTEN KÖNNEN

Freie Assoziation der Therapeutin

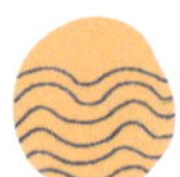

AUFGABENSTELLUNG

Die Klientin fokussiert aus den von uns unterstrichenen Begriffen, den für sie wichtigsten: **Lebenslust** Während eines therapeutischen Gesprächs bitte ich meine Klientin, den ursprünglichen Begriff **LEBENSLUST** als Collage zu gestalten.

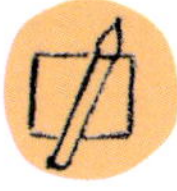

MATERIAL
BEGRIFF: LEBENSLUST

- Din A3 Zeichenpapier
- Illustrierte
- Klebstoff, Schere

ARBEITSANWEISUNG
BEGRIFF: LEBENSLUST

- Reißen oder schneiden der Illustriertenabbildungen.
- Gestalten und kleben der Collageteile.

LEBENSLUST

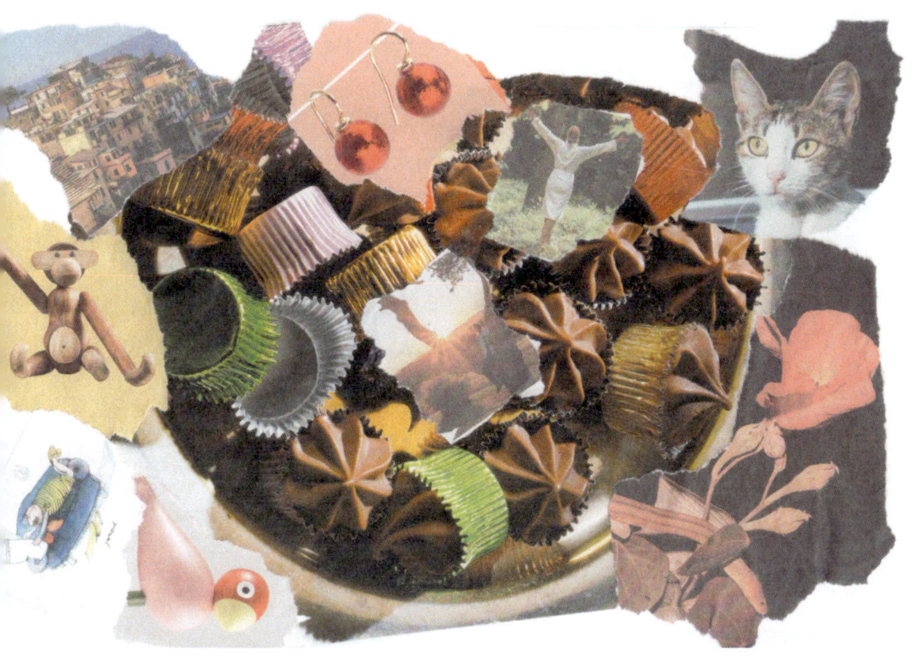

Technik: Collage auf Papier

SCHLUSSBESPRECHUNG

Frage an die Klientin:
Wie fühlen Sie sich jetzt?

- Lebendig
- Zufrieden mit meiner Collage
- Lebenslust, das Verspielte wird wiedergegeben
- Ein Stückchen Freiheit
- Das Spiel und somit Leichtigkeit
- Aber auch wachsam sein
- Sich selbst nicht zu verlieren

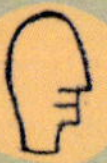

ANWENDUNGSBEREICH

Einzeltherapie
Gruppentherapie
Paartherapie

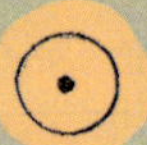

ZIEL DER METHODE

Visualisieren von Lebensbedingungen.
Akzeptieren der Sichtweisen Anderer.
Eine neue Wirklichkeit schaffen.

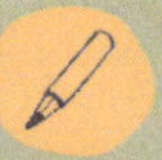

VORBEREITUNG/ MATERIAL THERAPEUTIN

Gestaltung der Karten - Therapeutin

Größe: 7 x 11 cm

Abbildungen aus Illustrierten, die dem Begriff der Therapeutin wie z.B. Liebe entsprechen, werden auf die Karte geklebt.

Einige Karten können auf der Bildseite mit dem ausgesuchten Begriff beschriftet werden.

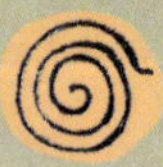

VARIATION

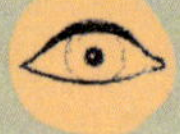

DURCHFÜHRUNG GRUPPENTHERAPIE

Die Abbildung aller Bildkarten sind für die Teilnehmerinnen nicht sichtbar. Alle Assoziationsbegriffe werden notiert.

1. Jede Teilnehmerin zieht eine Bildkarte und nennt dazu Assoziationsbegriffe.
2. Jede Teilnehmerin zieht eine Bildkarte, die Gruppe assoziiert diese Karte.
3. Jede Teilnehmerin zieht eine Bildkarte, die Gruppe assoziiert diese in Bezug auf die Teilnehmerin, die die Karte gezogen hat.

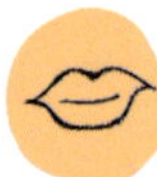

BEARBEITUNGSTECHNIK

Die Teilnehmerinnen bekommen von mir die Aufgabe, die Begriffe zu markieren, die ihrer momentanen Befindlichkeit entsprechen.
Ich bitte sie, zuerst drei und dann einen Assoziationsbegriff zu fokussieren.

BEISPIEL EINER TEILNEHMERIN DREI FOKUSSIERTE BEGRIFFE

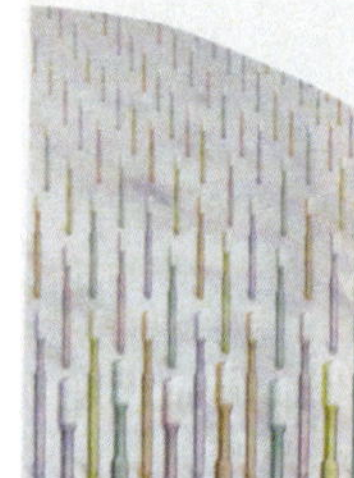

ANPASSEN – Bildkarte beschriftet
Die Bildkarte zieht die Teilnehmerin
Freie Assoziation der Teilnehmerin

- Anders sein
- Verständnisvoll
- Selbstbewusstsein

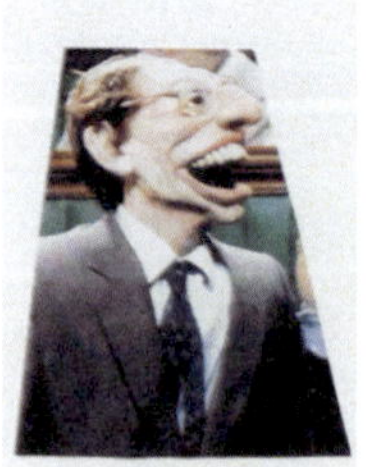

EITELKEIT – Bildkarte beschriftet
Die Bildkarte zieht die Teilnehmerin
Freie Assoziation der Gruppe

- Selbstdarsteller
- Verbindung mit Aggression
- Besserwisser

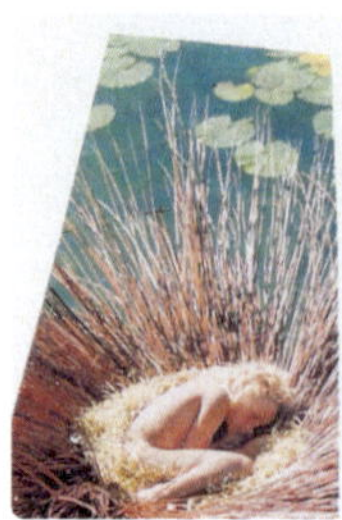

GEBORGENHEIT – Bildkarte beschriftet
Die Bildkarte zieht die Teilnehmerin
Freie Assoziation der Gruppe in Bezug auf die Befindlichkeit der Teilnehmerin

- Lösung finden
- Schöne Welt » Fokussierter Begriff
- Vertrauen

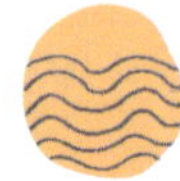

AUFGABENSTELLUNG FÜR ALLE TEILNEHMERINNEN

Welche Farben würden Sie Ihrem Assoziationsbegriff zuordnen? Welches Material (Walze, Spachtel, Schwamm) wäre für Sie passend, die Farbe aufzutragen?

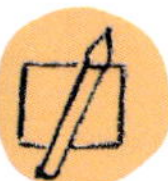

MATERIAL
FÜR ALLE TEILNEHMERINNEN

- Festes Papier, DIN A3
- Acrylfarben
- Kleine Walze
- Dicker Pinsel
- Spachtel
- Haushaltsschwamm
- Partyteller

ARBEITSANWEISUNG
FÜR ALLE TEILNEHMERINNEN

- Papier an den Enden mit Tesakrepp auf dem Tisch festkleben.
- Die Farben auf einen Partyteller geben.
- Mit dem ausgesuchten Material die Farben in unterschiedlichen Bewegungen auftragen.

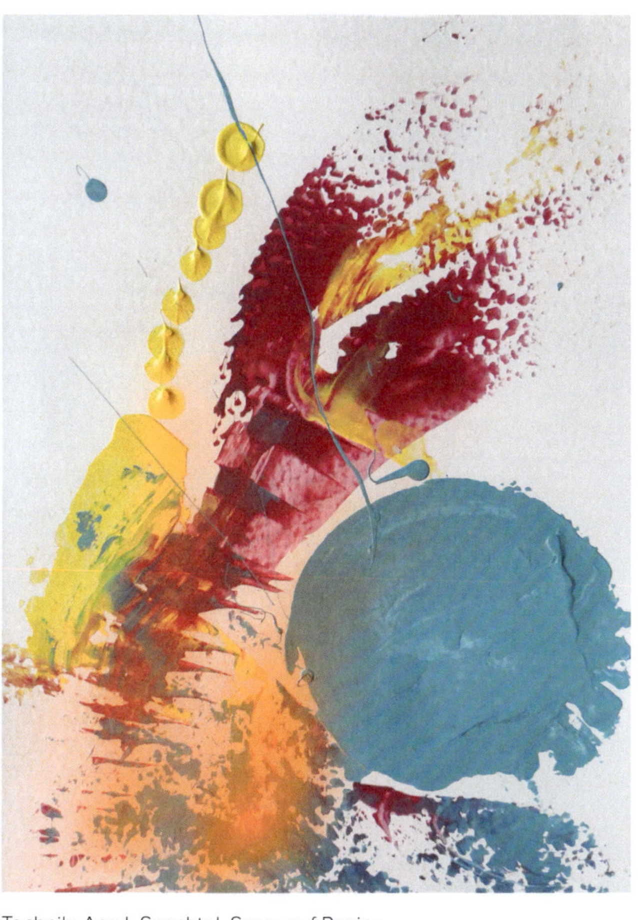

Technik: Acryl, Spachtel, Spray auf Papier

SCHÖNE WELT

FOKUSSIERTER BEGRIFF
BEISPIEL EINER TEILNEHMERIN

SCHLUSSBESPRECHUNG

Mein besonderes Anliegen ist es, den Teilnehmerinnen den Zusammenhang zwischen Emotion und außerkünstlerischer Erfahrung sichtbar zu machen.

Inspirierend sind für mich die Erkenntnisgespräche der Teilnehmerinnen.
Wichtig ist dabei, die Aussage jeder Teilnehmerinnen zu akzeptieren. Ich versuche, das zu beobachten, was als Selbstevidenz entsteht.

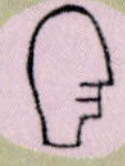

ANWENDUNGSBEREICH

Einzeltherapie
Gruppentherapie
Paartherapie

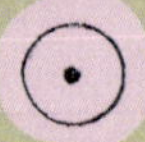

ZIEL DER METHODE

Visualisieren von Lebensbedingungen.
Akzeptieren der Sichtweisen Anderer.
Eine neue Wirklichkeit schaffen.

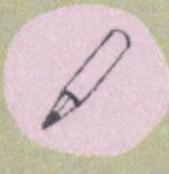

VORBEREITUNG/ MATERIAL THERAPEUTIN

Gestaltung der Karten - Therapeutin

Größe: 7 x 11 cm

Abbildungen aus Illustrierten, die dem Begriff der Therapeutin wie z.B. Liebe entsprechen, werden auf die Karte geklebt.

Einige Karten können auf der Bildseite mit dem ausgesuchten Begriff beschriftet werden.

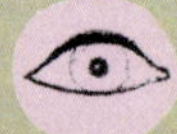

DURCHFÜHRUNG EINZELTHERAPIE

Der Klient zieht unterschiedliche Bildkarten. Diese werden mit der Bildseite so aufgelegt, dass sie sichtbar sind. Assoziationsbegriffe können notiert werden.

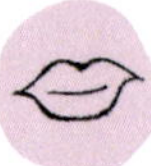

BEARBEITUNGSTECHNIK

Fragen an den Klienten:
Welche Gefühle möchten Sie aktivieren?
Gibt es in Ihrer Lebensgeschichte Ereignisse, die Sie näher betrachten wollen?

Ich motiviere meinen Klienten, unter jede aufgelegte Karte nur einen Assoziationsbegriff zu schreiben.

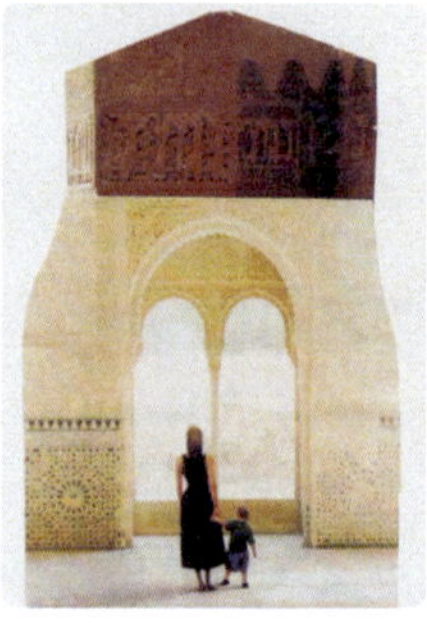

ALLEIN ERZIEHEND

MEER

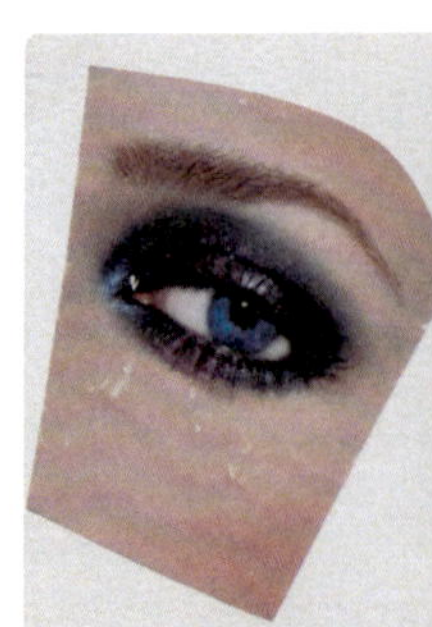

DURCHBLICK

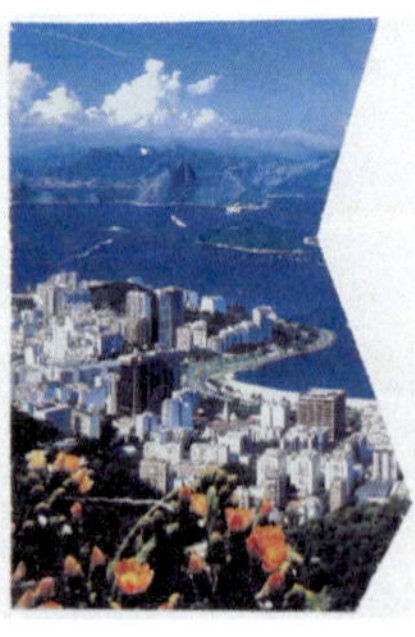

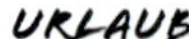

URLAUB

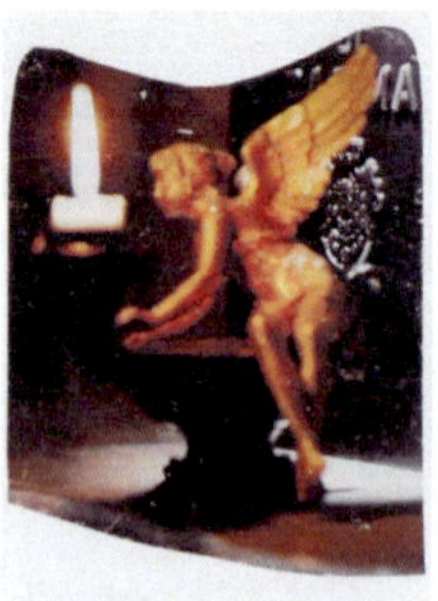

WEIHNACHTEN

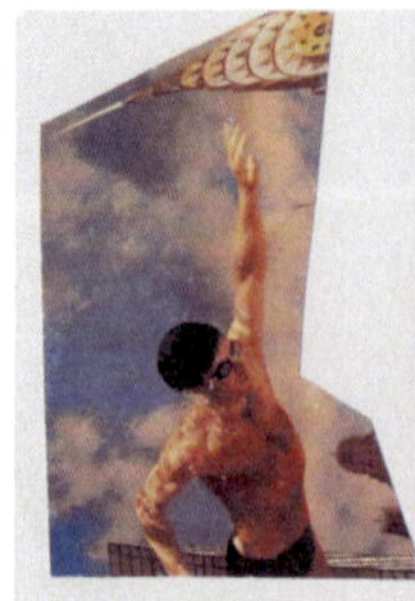

SCHWIMMER

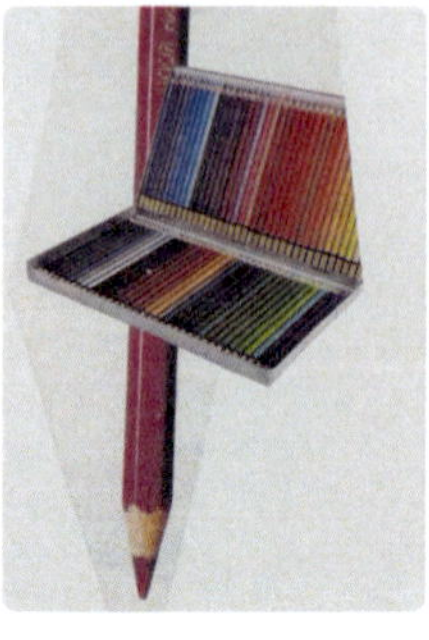

KUNST

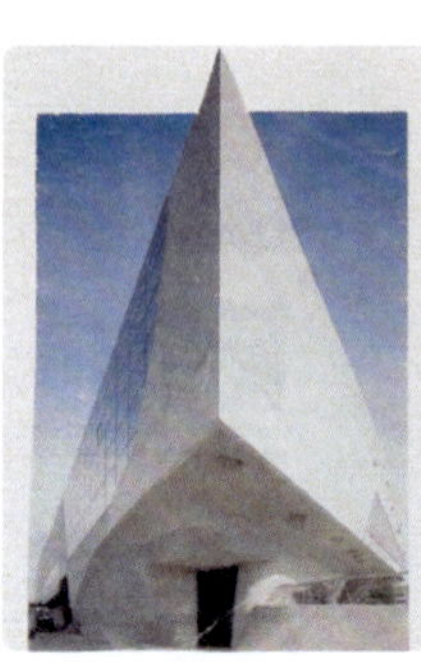

ARCHITEKTUR

Nun frage ich meinen Klienten:

Welche Karte und Assoziationsbegriff berührt Sie und was bedeutet diese für Sie.

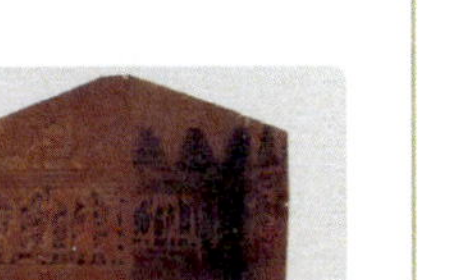

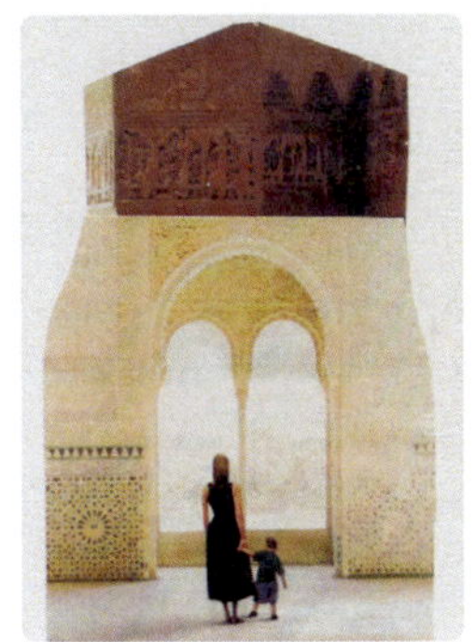

MUTTER/SOHN
ZUSAMMENHALT

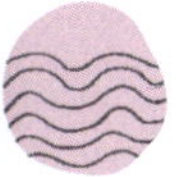

AUFGABENSTELLUNG:

Gestalten Sie Bildkarten, wie Sie Ihre Mutter wahrnehmen. Welche Ihrer Aussagen ist für Sie am wichtigsten?

Technik: Collage

5.
Die Zuhörerin

Mama hört sich immer die Probleme der anderen an

Super Urlaub in Griechenland

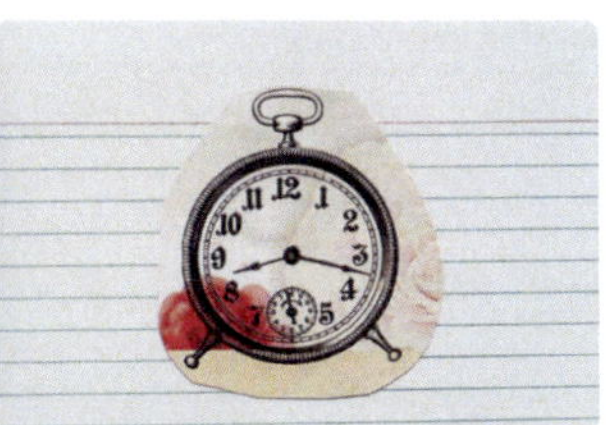

Unpünklichkeit

Zwilling
ES WIRD SPANNEND: SIE ENTDECKEN SICH NEU
Krebs
GESCHENKE FÜR DIE KINDER DES MONDES

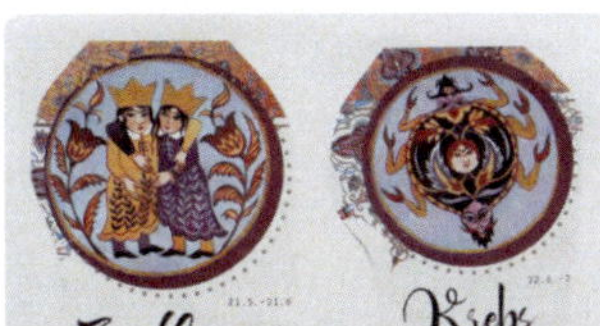

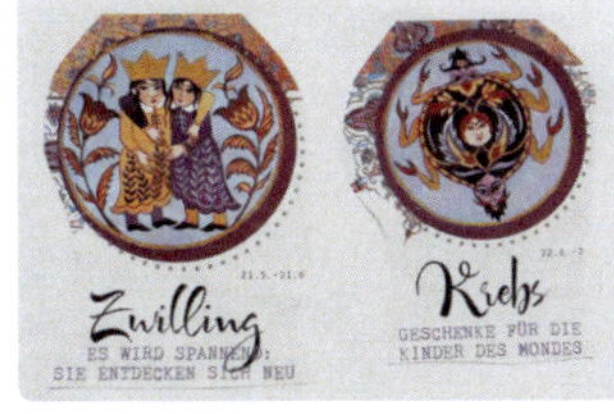

Gegensätze

„Dankbarkeit ist der Faden, der uns zusammenhält"

Mama hat immer zu mir gehalten. Dankbarkeit

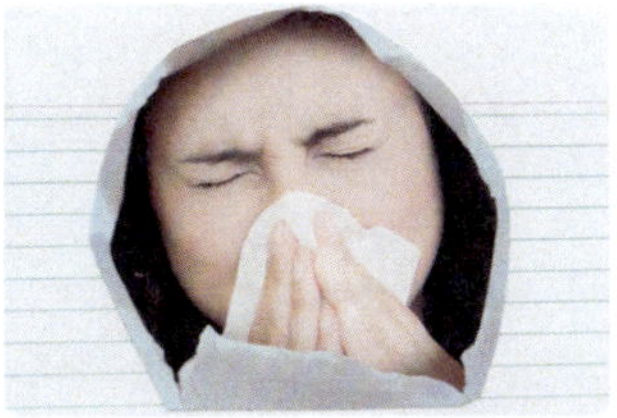

Jahrelange Probleme mit ihrer gebrochenen Nase. Sehr tapfer

DANKBARKEIT

FOKUSIERTER BEGRIFF DES KLIENTEN

MATERIAL BEGRIFF: DANKBARKEIT

- Karten 7 x 11 cm
- Illustrierte
- Acrylfarben, Malplatte
- Spachtel, Pinsel
- Klebstoff, Schere

ARBEITSANWEISUNG BEGRIFF: DANKBARKEIT

- Benennen der Farben in Verbindung mit dem Begriff Dankbarkeit: Blau, Rot, Orange, Türkis, Gelb.
- Gestalten eines Bildes mit den ausgesuchten Acrylfarben. Diese mit Pinsel und Spachtel auf eine Malplatte malen.

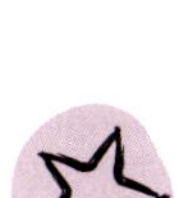

SCHLUSSBESPRECHUNG

Frage an den Klienten:

Wie definieren Sie Ihr Bild? Welche Gefühle sind damit verbunden?

- Total fokussiert auf das Malen
- Nach Vollenden des Bildes zufrieden und stolz
- Beim Malen darauf geachtet, nicht nur klare Linien, sondern auch unregelmäßig zu gestalten
- Malen ist wie das Leben lieben
- Die Dankbarkeit schätzen

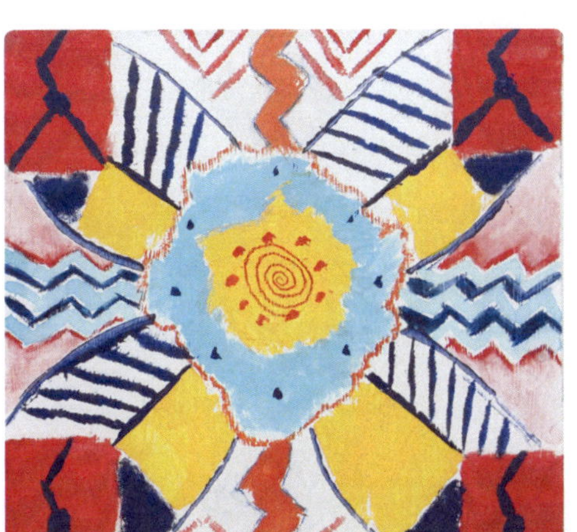

Technik: Acryl, Pinsel, Spachtel auf Malplatte

» VARIATION – PERSPEKTIVWECHSEL

Man sieht meistens nur das, was man sehen will. Um ein Problem von einer anderen Seite zu betrachten, ist ein Perspektivwechsel erforderlich. Dabei versetzt man sich in die Lage einer anderen Person und versucht deren Situation durch die Augen genau dieser Person zu verstehen. Die Klientin kann somit an ihrer eigenen Position arbeiten und lernen, nicht immer nur die eigene Sicht der Dinge zu sehen.

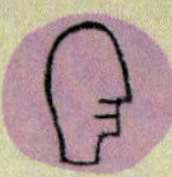

ANWENDUNGSBEREICH

Einzeltherapie
Gruppentherapie
Paartherapie

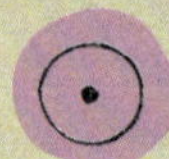

ZIEL DER METHODE

Wahrnehmen der verschiedenen inneren Anteile. Die konkreten Schritte der Problembewältigung visualisieren.

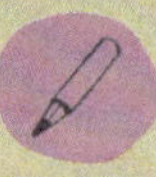

VORBEREITUNG/ MATERIAL THERAPEUTIN

Gestaltung der Karten - Therapeutin

Größe: 7 x 11 cm

Abbildungen aus Illustrierten, die dem Begriff der Therapeutin wie z.B. Liebe entsprechen, werden auf die Karte geklebt.

Keine Beschriftung der Bildkarten!

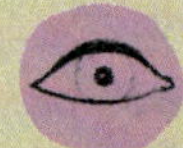

DURCHFÜHRUNG EINZELTHERAPIE

Die Abbildungen der Bildkarten sind für die Klientin nicht sichtbar.

Die Bildkarten werden immer von der Klientin gezogen.

Die Assoziationsbegriffe der Klientin notiert die Therapeutin.

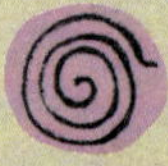

VARIATION

Perspektivwechsel

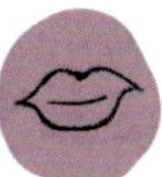

BEARBEITUNGSTECHNIK

Problemstellung der Klientin: Beziehungskonflikt

Ich stelle Fragen zu der gezogenen Karte der Klientin:

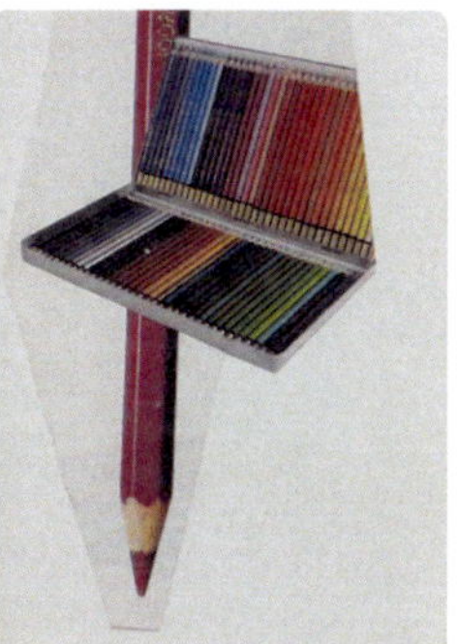

Wie sehen Sie das Problem?

- Das Leben ist bunt
- Ich lasse mir den Tag nicht verderben
- Mein wunder Punkt
- Angst in Verbindung mit Dominanz
- Was kommt auf mich zu

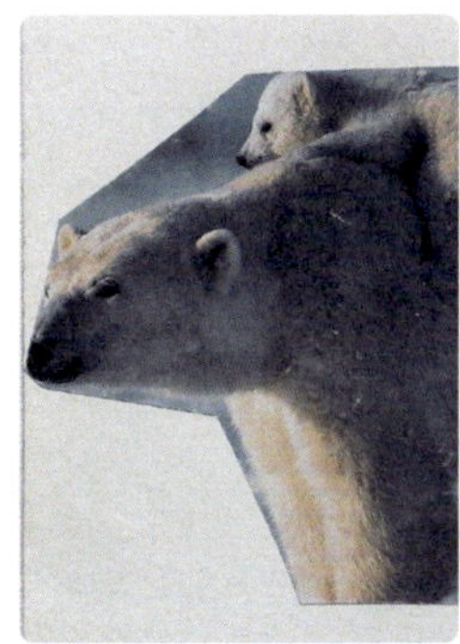

Wie nehmen Sie Ihren Partner war?

- Verantwortungsbewusst
- Flauschig
- Beschützend
- Der Jäger
- Warmherzig
- Rebellisch

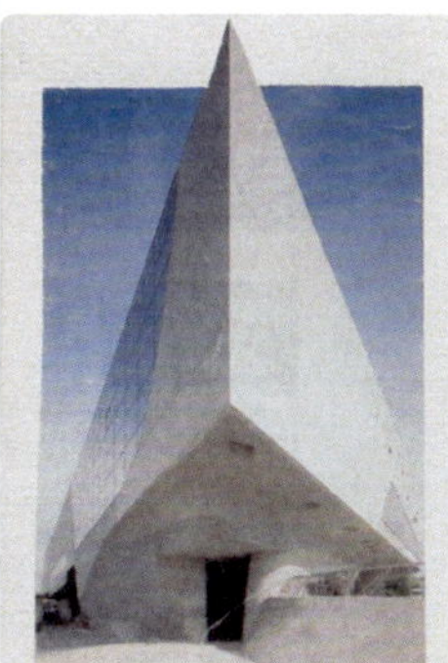

Wie glauben Sie, sieht Ihr Partner das Problem?

- Mächtig
- Wo ist das Problem
- Alles klar
- Einfach lösbar
- Selbstgemachtes Problem
- Klarheit fehlt
- Jeder hat Ecken und Kanten

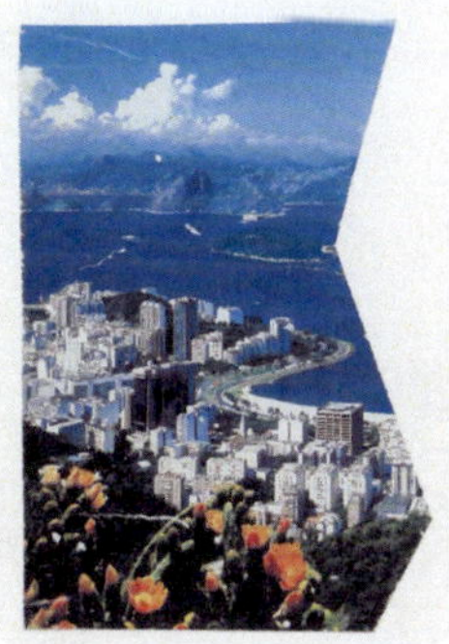

Wie glauben Sie, würde Ihr Partner die Karte assoziieren?

- Erfolg
- Vergangenheit
- Nicht meine Welt
- Illusion

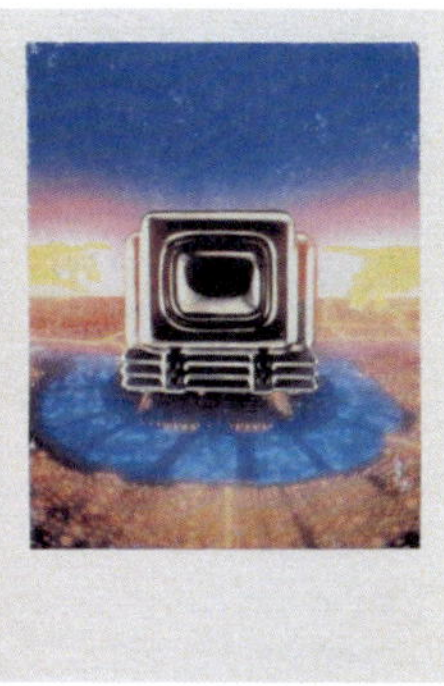

Wie glauben Sie, nimmt Ihr Partner Sie wahr?

- Entspannung
- Zu grell
- Unberechenbar
- Wohlig und vertraut
- Angst
- Nicht bodenständig

Die Assoziationsbegriffe der Klientin sind Anregungen zu Ihrer Problembewältigung.

Wir entscheiden uns, die Situation aus einem lösungsorientierten Blickwinkel zu betrachten.

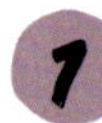

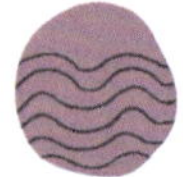

AUFGABENSTELLUNG:

Meine Idee ist, die besprochenen Karten aufgedeckt nebeneinander zu legen.

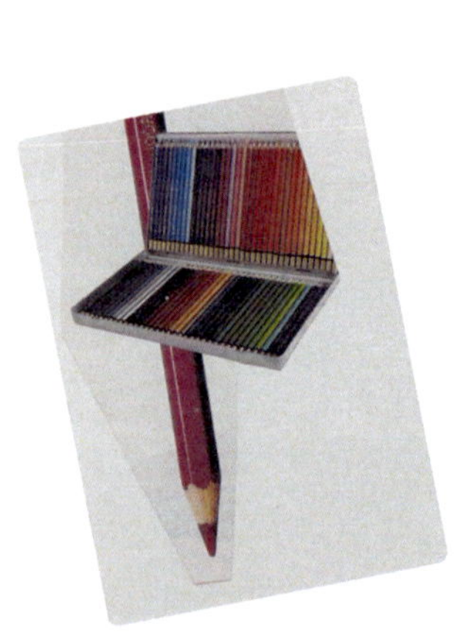

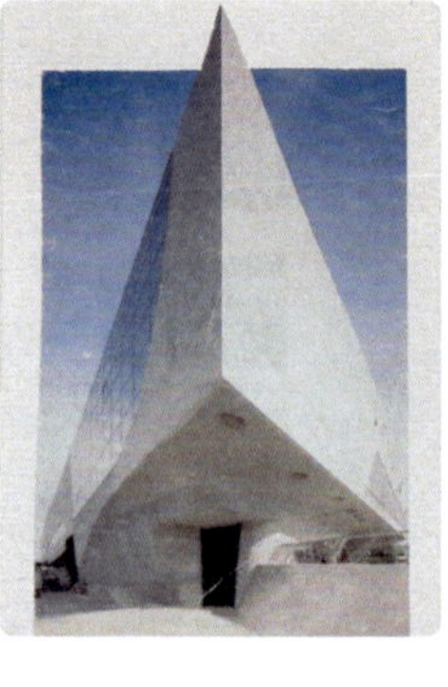

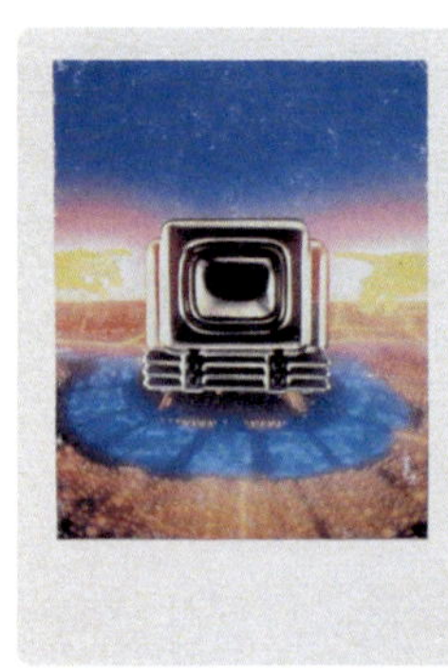

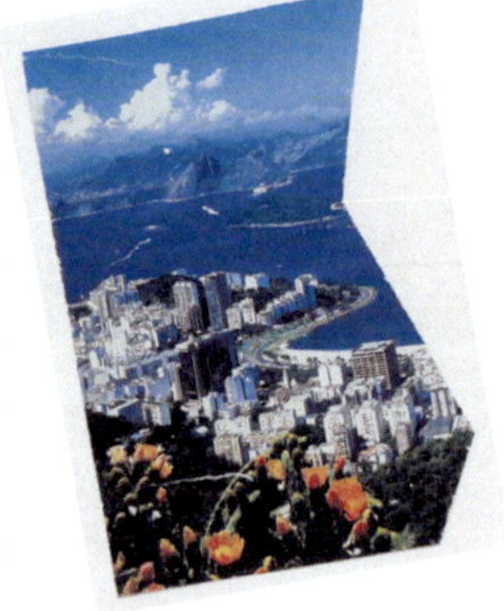

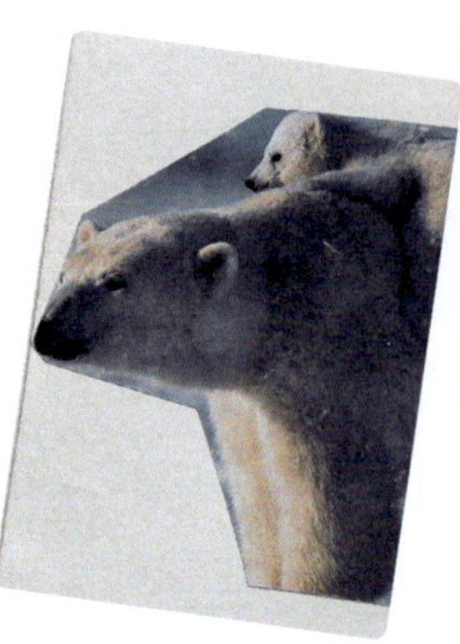

Meine Frage an die Klientin:

Welche der Karten berührt Sie am meisten?

Bitte erklären Sie mir WARUM:

Die Antwort der Klientin:

Die Kamera/Fernseher

Begründung der Klientin:

- **Weil der Fernseher für ihn so verdammt wichtig ist. Das regt mich auf.**

Meine Frage an die Klientin:

Welches Bild ist für Sie negativ besetzt? Bitte erklären Sie mir WARUM.

Die Klientin wählt die Abbildung **„spitzes Gebäude“** und kommentiert diese:

- **Die Mächtigkeit der Spitzen**
- **Kleiner Eingang zu dem großen Gebäude**
- **Wirkt bedrohlich**

Meine Frage an die Klientin:

Wie denken Sie, würden Sie sich fühlen, wenn das Problem gelöst wäre? Bitte wählen Sie eine oder zwei Karten aus.

Meine Klientin entscheidet sich für die Abbildung **Eisbär** und **Buntstifte** mit folgender Begründung:

Eisbär:

- **Geborgen**
- **Gegenseitige Verantwortung ohne Druck**
- **Seelenverwandtschaft**

Buntstifte:

- **Leichtigkeit der Vielseitigkeit**
- **Buntheit des Lebens**
- **Den roten Faden nicht verlieren**
- **Kein Kampf der Gegensätze**

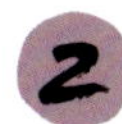

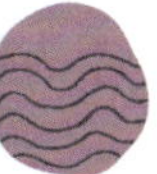

AUFGABENSTELLUNG:

„Was brauchen Sie, um Ihr Problem lösen zu können“, frage ich meine Klientin. Für die hilfreiche Erkenntnis meiner Klientin lege ich unterschiedliche Karten mit der Bildseite nach oben auf und ermuntere sie, eine Karte auszuwählen. Die Klientin entscheidet sich für die Karte **Liebe**.

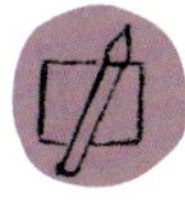

MATERIAL BEGRIFF: LIEBE

- DIN A3 Papier
- Illustrierte
- Klebstoff
- Schere
- Buntstifte

ARBEITSANWEISUNG BEGRIFF: LIEBE

- Ich bespreche mit meiner Klientin die kunsttherapeutische Aufgabe.
- Kleben Sie die Bildkarte LIEBE in die Mitte des Blattes.
- Gruppieren Sie Collageteile um den Begriff LIEBE, die für Sie von Bedeutung sind.
- Schreiben Sie ihre Gedanken dazu.

LIEBE

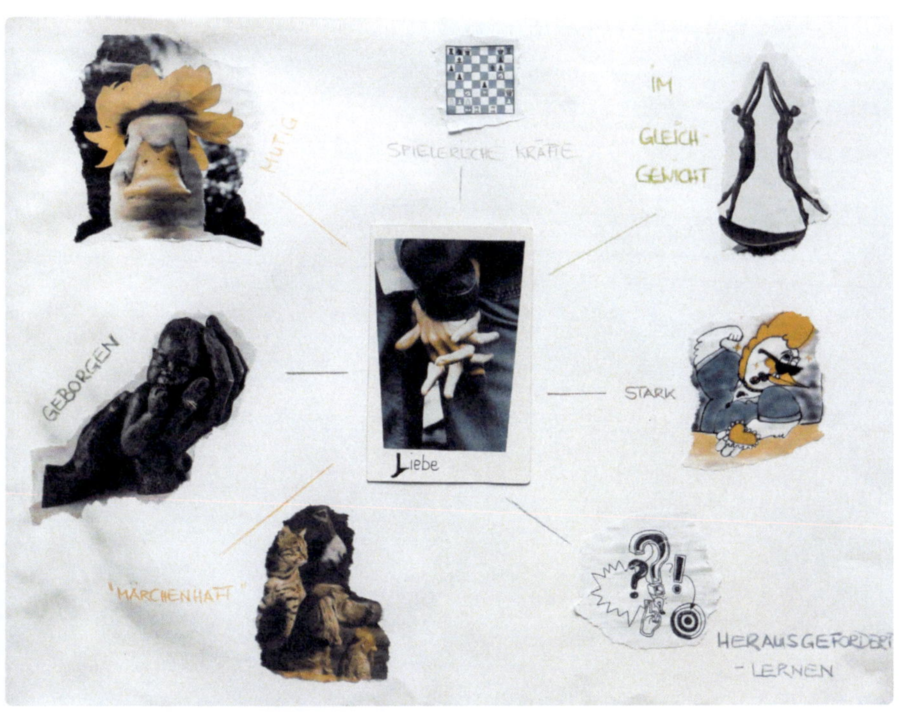

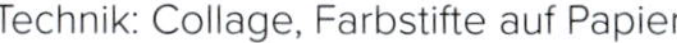
Technik: Collage, Farbstifte auf Papier

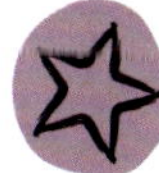

SCHLUSSBESPRECHUNG

Meine Frage an die Klientin:
Was hat sich herauskristallisiert. Bitte nehmen Sie Ihre eigene Position wahr.

- Ich bin mutig, so zu sein wie ich bin
- Alles kann, muss aber nicht
- Stark, weil mir die Liebe Kraft gibt
- **Die Liebe zu mir und zu meiner Befindlichkeit**

DIALOGMALEN

Der malerische Dialog zwischen Therapeutin und der Klientin wird nonverbal durchgeführt. Das Ergebnis des Dialogmalens besteht nicht darin, gute Bilder zu erzielen, sondern die Dynamik der Bildsprache zu verstehen.

Oft ist es eine spontane Eingebung, die auf das gemalte Bild der Therapeutin oder das der Klientin entsteht.

Durch das Aufeinandertreffen von Impulsen und Eindrücken der gemalten Bilder kann eine eigene Choreographie entstehen, die zu einer Aussage der Problembewältigung führen kann.

EINZELTHERAPIE

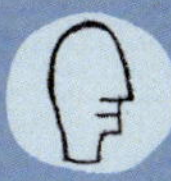

ANWENDUNGSBEREICH

Einzeltherapie
Paartherapie

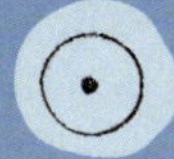

ZIEL DER METHODE

Erkennen und Erfassen von speziellen Problemen und Mustern. Erkennen und Erfassen einer Beziehungsstruktur. Empathie für den Partner, Toleranz und Wertschätzung.

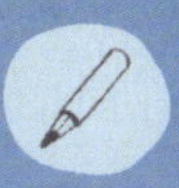

VORBEREITUNG/ MATERIAL THERAPEUTIN

Illustrierte oder Kunstbücher

DIN A4 Papier

Ölkreide

Filzstift

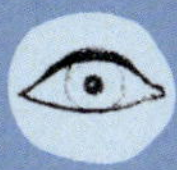

DURCHFÜHRUNG EINZELTHERAPIE

Aufgabenstellung der Klientin und der Therapeutin.

Um die Zielperspektive zu entwickeln, wähle ich die Methode „Dialogmalen".

Die Methode wird nonverbal durchgeführt.

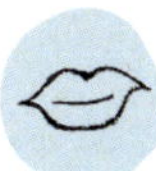

BEARBEITUNGSTECHNIK

Die Problemstellung der Klientin: Kinderwunsch, Angst vor dem Versagen.

Ich motiviere meine Klientin, eine Abbildung aus einer Illustrierten zu wählen, die ihre Gefühle ausdrückt.

Mein ausgesuchtes Symbol soll das Problem der Klientin aktivieren.

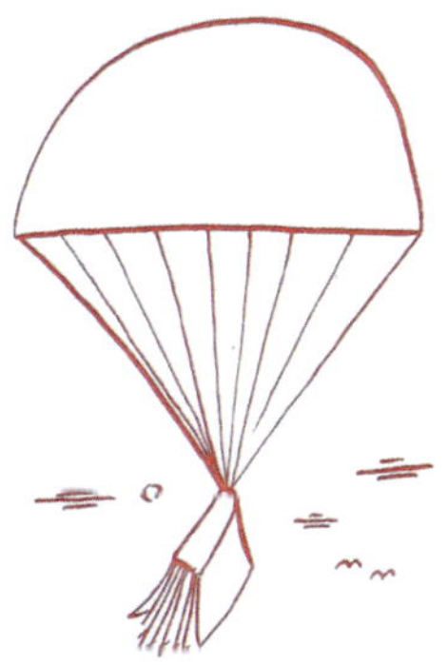

Klientin

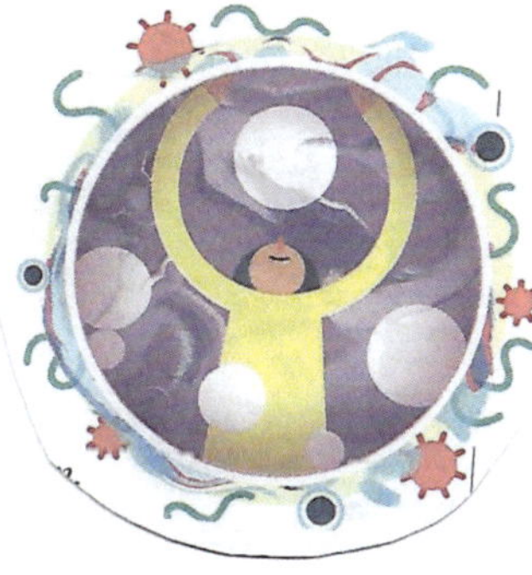

Therapeutin

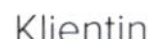

- Beide malen wir einen Ausschnitt unserer ausgesuchten Bilder Zeichnungen D1 und C1 entstehen.
- Teilbereiche aus den gemalten Bildern, die als besonders ansprechend für die Klientin, wie auch für mich erlebt werden, werden zum Ausgangspunkt neuer Zeichnungen, C2 und D2. Ich gehe dabei auf das Problem der Klientin ein.
- Diese Reihe wird fortgesetzt. Zeichnungen, D3 und C3

Zeichnungen der Klientin: „D"
Zeichnungen der Therapeutin: „C"

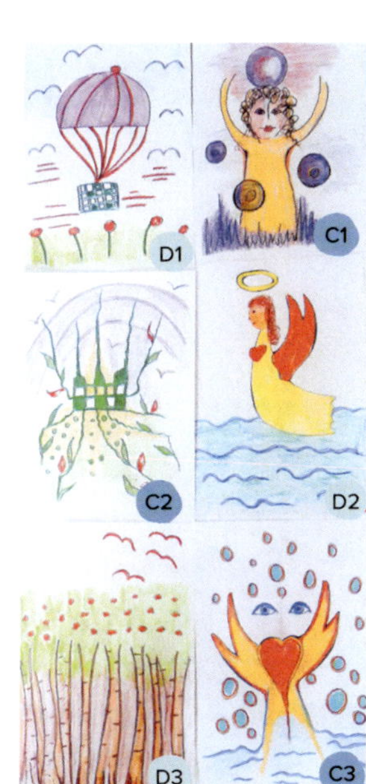

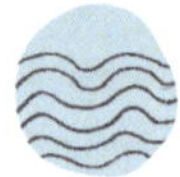

AUFGABENSTELLUNG:

Gemeinsam betrachten wir unsere Bildfolge. Durch den Austausch zwischen Zeichnung und Emotion soll eine Eigendynamik sichtbar werden.

Somit überlasse ich es der Klientin, welches Bild für sie besonders ansprechend ist, was sie berührt.

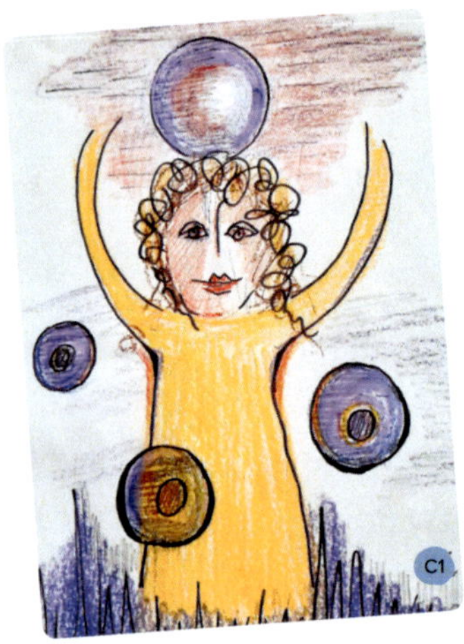

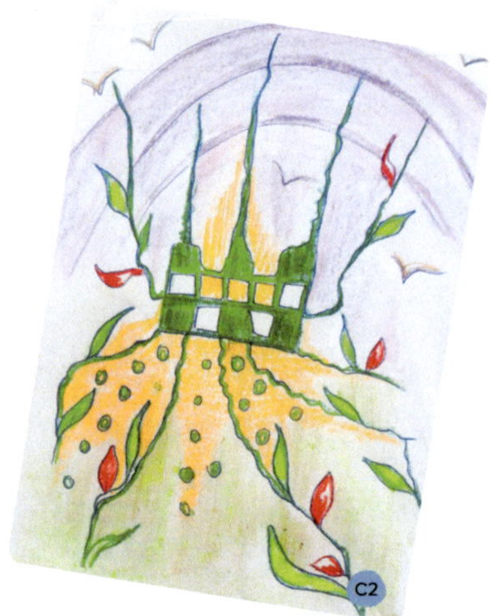

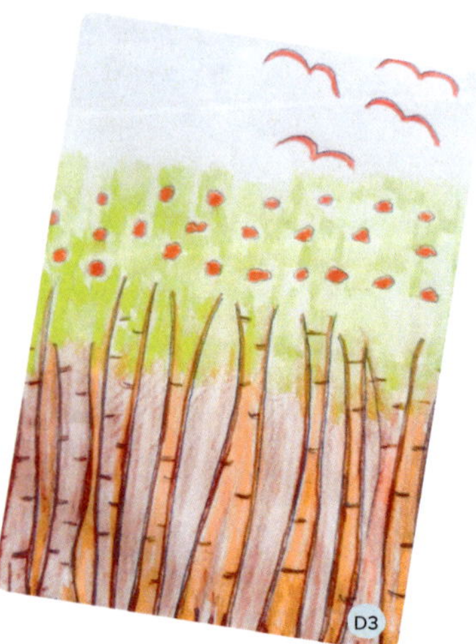

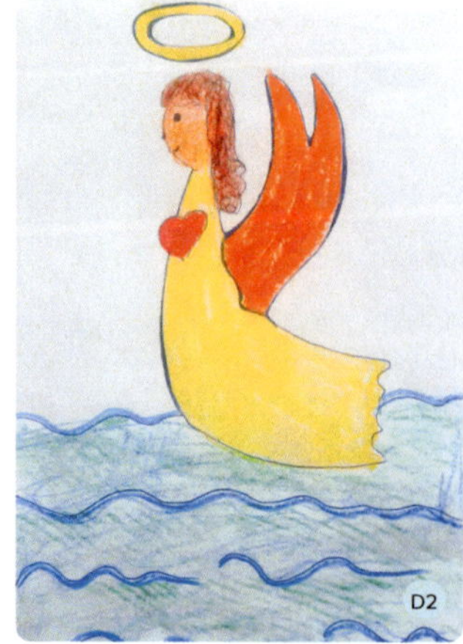

Aussage der Klientin zu den Zeichnungen:

- **Die Zeichnung C1 sieht fröhlich aus**
- Ich sehe sie an und es macht mich glücklich
- Passt auf mich auf, dass ich nicht alleine bin
- **Besonders spricht mich die Zeichnung C2 an**
- Signalisiert für mich Leichtigkeit
- Schweben und Gelassenheit
- Mit dem Heißluftballon kann ich fliegen um Antworten zu bekommen.
- Vielleicht von einem Engel?
- **Meine Zeichnungen D3 und D2 berühren mich sehr**
- Ich liebe das Meer, der Engel als Leichtigkeit könnte doch darüber schweben
- Die Pflanzen als Metapher für Hoffnung
- Ich mag die Farben und die Buntheit unserer Zeichnungen

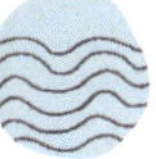

AUFGABENSTELLUNG:

Ich bitte meine Klientin, ein Bild zu gestalten, das die Aussagen und Zeichnungen der Aufgabenstellung 1 wiederspiegeln.

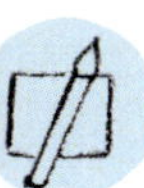

MATERIAL

- Acrylfarben
- kleine Gummiwalzen
- Malplatte 30x 30cm
- Partyteller

Technik: Acryl, Mischtechnik

ARBEITSANWEISUNG

- Jede ausgesuchte Acrylfarbe auf einen Partyteller geben.
- z.B. drei Farben – drei Partyteller
- Mit den Gummiwalzen die Farben auf die Malplatte übertragen.
- Die Farben mit einem Föhn trocknen.
- Aus der Tube (Acrylfarbe) Muster über die bemalte Fläche gestalten.

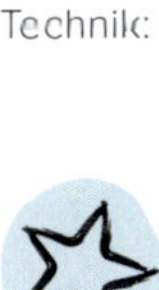

SCHLUSSBESPRECHUNG

Meine Frage an die Klientin:

Wie ging es Ihnen während des malenden Dialogs. Welche Erfahrungen haben Sie gemacht. Wo wird ihr gemaltes Bild einen Platz bekommen?

- Ich war sehr entspannt.
- Zuvor war ich nur auf mein Problem fixiert.
- Wenn ich mein gemaltes Bild zu Hause aufhänge, kann ich mich an Hoffnung und Befreiung erinnern.
- Das Malen hat Entspannung ausgelöst, die Zeit hat mir gehört.
- Das Bild habe ich mit dem Gefühl gestaltet, dass es mein Bild ist.
- Meine freie Entscheidung.
- Ich habe Ruhe gefunden, das hat mir gut getan.

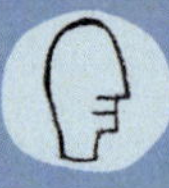

ANWENDUNGSBEREICH

Einzeltherapie
Paartherapie

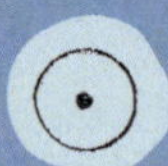

ZIEL DER METHODE

Erkennen und Erfassen von speziellen Problemen und Mustern. Erkennen und Erfassen einer Beziehungsstruktur. Empathie für den Partner, Toleranz und Wertschätzung.

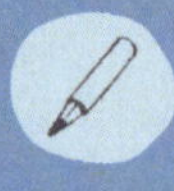

VORBEREITUNG/ MATERIAL THERAPEUTIN

Illustrierte oder Kunstbücher
Acrylfarbe
Pinsel
Keilrahmen
Ölkreide
Stabiles Papier
Filzstift
Klarsichtfolie

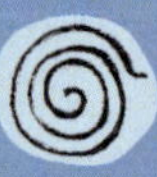

VARIATION

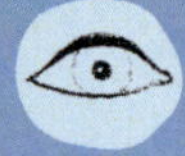

DURCHFÜHRUNG EINZELTHERAPIE

Nach Aussage meines Klienten „Ich kann nicht malen", schlage ich ihm vor, gemeinsam ein Bild zu gestalten, um uns dann dem Dialogmalen zu widmen. Das Tun, die persönlichge Auseinandersetzung, steht im Vordergrund.

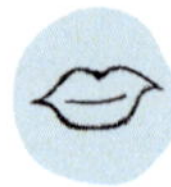

BEARBEITUNGSTECHNIK

Problemstellung des Klienten: Beziehungskonflikt

Ich erkläre meinem Klienten die Umsetzung der Therapiestunde.

Spontanes Malen ohne Vorstellung einer Bildidee und die Methode Dialogmalen.

AUFGABENSTELLUNG THEMA: SPONTANES MALEN

Mein Klient tritt in Kontakt mit seiner Befindlichkeit und wählt dazu die Farben Blau, Violett, Magenta, Gelb.

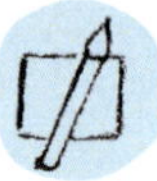

MATERIAL THEMA: SPONTANES MALEN

- Stabiles Papier DIN A4
- Verdünnte Acrylfarbe
- Klarsichtfolie
- Farbstifte

ARBEITSANWEISUNG

- Auftragen der verdünnten Acrylfarben.
- Abdecken der noch nassen Farben mir einer Klarsichtfolie.
- Klarsichtfolie abziehen und die Farbfläche föhnen.
- Mit Farbstiften Linien und Flächen gestalten.

Klient

FEUER
LICHT
FRAU
VERSCHLUNGEN
ZUKUNFT
HÖLLENGRUND
FARBMUSIK
NACH OBEN STREBEND ZUR SONNE
KRÜMMUNG

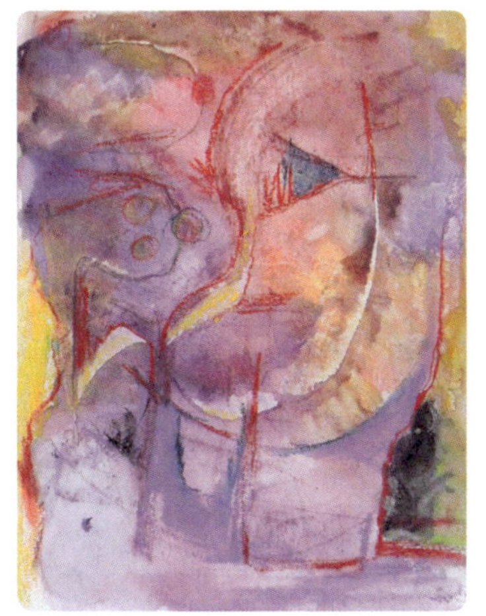

Therapeutin

ENTSTEHEN LASSEN
EXPERIMENT
GELASSENHEIT
OHNE ZIEL
NEUGIERIG
RUHE AUSGESTRAHLT

Unser gemeinsam gemaltes Bild klebe ich auf ein DIN A3 Zeichenblatt. Wir vertiefen unsere therapeutische Vorgehensweise, indem wir auf die weiße Fläche des Papiers Assoziationsbegriffe schreiben.

Ein Begriff, der besonders ansprechend ist wird von dem Klienten und von mir unterstrichen.

Ich erkläre meinem Klienten die therapeutische Aufgabe **DIALOGMALEN**.

- Für den Gestaltungsprozess aus einer Illustrierten oder Kunstbuch zum Begriff: **FARBMUSIK** (Klient) und zum Begriff: **ENTSTEHEN LASSEN** (Therapeutin) Motive auswählen.

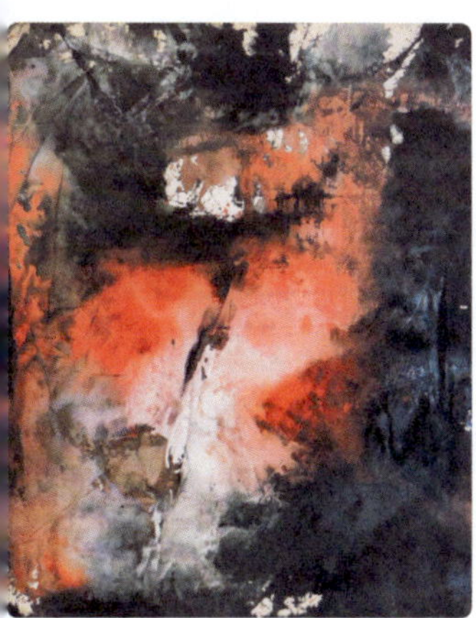

Klient: FARBMUSIK

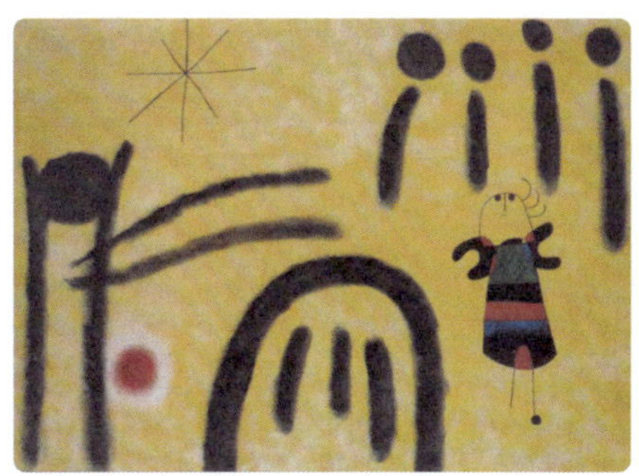

Therapeutin: ENTSTEHEN LASSEN

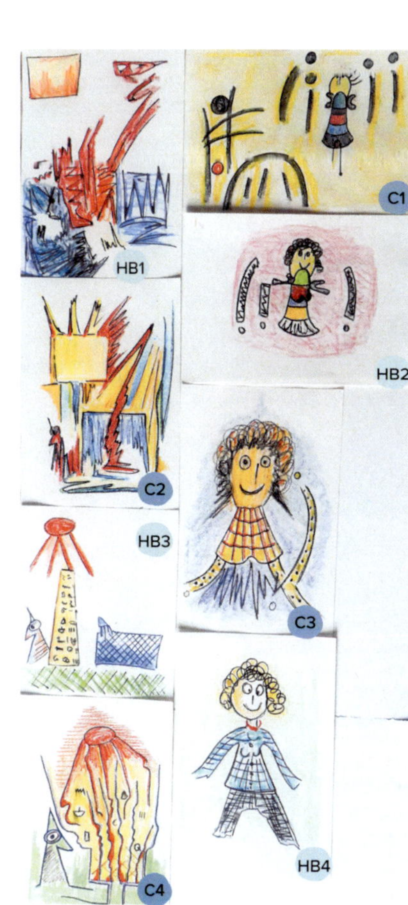

- Beide malen wir unsere Idee zum ausgesuchten Bild. HB 1, C1
- Wir gestalten Teilbereiche aus diesen Zeichnungen C2, HB 2
- Diese Reihe wird fortgesetzt HB 3, C3 und C4, HB 4

Zeichnungen des Klienten: „HB“
Zeichnungen der Therapeutin: „C“

Aus dem miteinander vernetzten Ablauf des Malens nehmen wir Informationen auf, die dazu führen, dass jeder von uns eine der spezifischen Zeichnung bespricht.

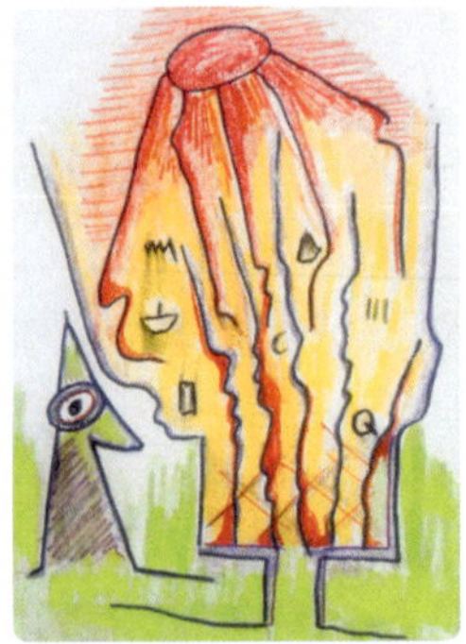

Klient
Zeichnung: Therapeutin

- Das Bild hilft mir zu mehr Lebendigkeit

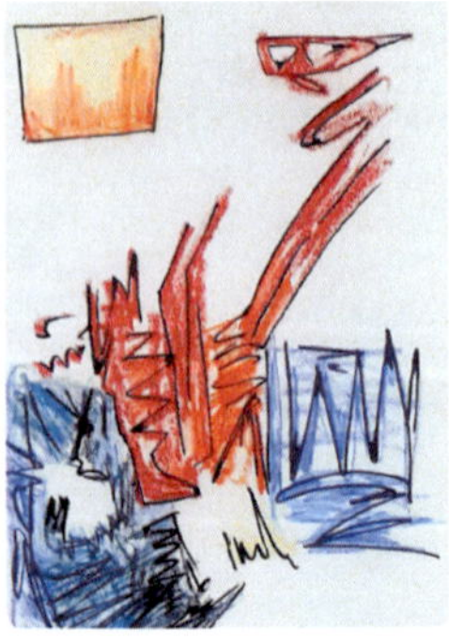

Therapeutin
Zeichnung: Klient

- Mut und Zuversicht zur Bewältigung des Problems

Mein Klient ist begeistert von seiner persönlichen Auseinandersetzung mit dem Medium „Kunsttherapie". Im gemeinsamen Gespräch wird deutlich, dass sich mein Klient noch eine Stunde „Freies Gestalten" wünscht.

Ich bespreche mit ihm die Technik Décollage, die wir gemeinsam umsetzen.

Eine Technik, die den therapeutischen Prozess „Loslassen" aktivieren kann.

» DÉCOLLAGE

In den 1950er und 1960er Jahren entwickelte sich der sogenannte Plakatabriss. Durch Veränderung der Collageteile, wie Zerreißen, Verwischen und Übermalen, entsteht das neue ästhetische Erscheinungsbild.

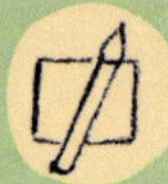

MATERIAL

- Illustrierte
- Keilrahmen
- Acrylfarben
- Klebstoff
- dicker Pinsel oder Spachtel
- Föhn

ARBEITSANWEISUNG

- Bemalen der Fläche (laut Abbildung Blau und Gelb).
- Föhnen
- Einige Collagenteile ausreißen oder ausschneiden.
- Diese auf die bemalte Fläche kleben.
- Föhnen
- Teile aus den aufgeklebten Collagenteilen herausreißen.
- Mit verdünnten Farben über die Collagenfragmente malen.
- Föhnen
- Neue Collagenteile aufkleben, teilweise über die vorhandenen Collagenfragmente.
- Föhnen
- Teile aus den aufgeklebten Collagenteilen herausreißen
- Mit verdünnten Farben über die Collagenteile oder über die schon vorhandenen Farbflächen malen.
- Föhnen

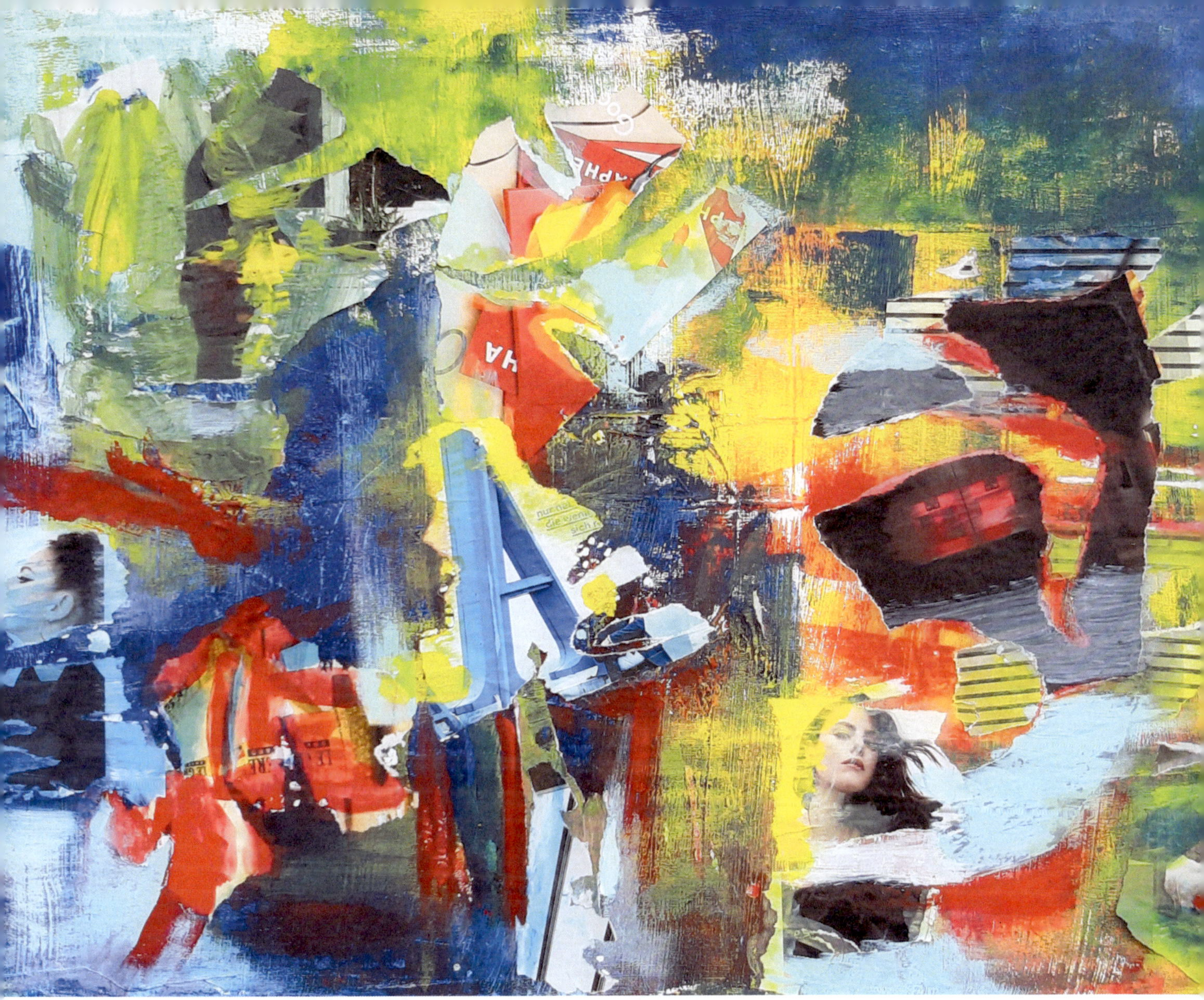

Technik: Collageteile, Acryl auf Malpalette

SCHLUSSBESPRECHUNG

Ich stelle meinem Klienten die Frage, welche Erfahrung er bei dem speziellen Setting gemacht hat und ob sich diese vom Gewohntem abheben.

- Ich fühle mich sehr gelassen und leicht schwebend.
- weil ich erleben durfte, dass ich wirklich etwas entstehen lassen kann.
- Ich muss nicht immer einem vorgeplanten Weg folgen.
- Zudem fand ich das Zeichnen und besonders das Malen für mich sehr interessant.

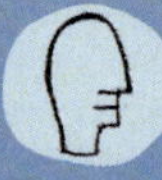

ANWENDUNGSBEREICH

Einzeltherapie
Paartherapie

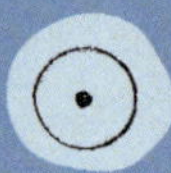

ZIEL DER METHODE

Flexibilisierung von Wahrnehmungen.
Gezielte Aufmerksamkeitslenkung.
Einfühlung in das emotionale Ausdrucksgeschehen.

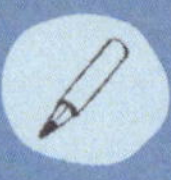

VORBEREITUNG/ MATERIAL THERAPEUTIN

Illustrierte oder Kunstbücher
DIN A4 Papier
Ölkreide
Tusche und Strohhalme
zur Verfügung stellen

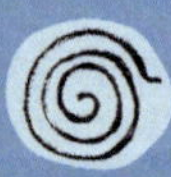

VARIATION

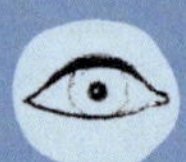

DURCHFÜHRUNG EINZELTHERAPIE

Einen sicheren Raum zu kreieren ist die Grundlage dieser Methode. Nur in einer Atmosphäre von Achtsamkeit und Verständnis kann sich die Klientin öffnen.

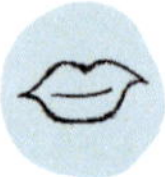

BEARBEITUNGSTECHNIK

Problemstellung der Klientin: Familienkonflikt

Ich bespreche mit meiner Klientin die Umsetzung der Methode. Meine Klientin wählt für sich eine Abbildung aus einer Illustrierten, die ihre momentane Befindlichkeit ausdrückt.

Ich suche für meine Klientin eine Abbildung aus, die eine Veränderung ihres Konflikts aktivieren könnte.

Die Annäherung an die Bildsprache erfolgt über die Intuition mit meiner Klientin.

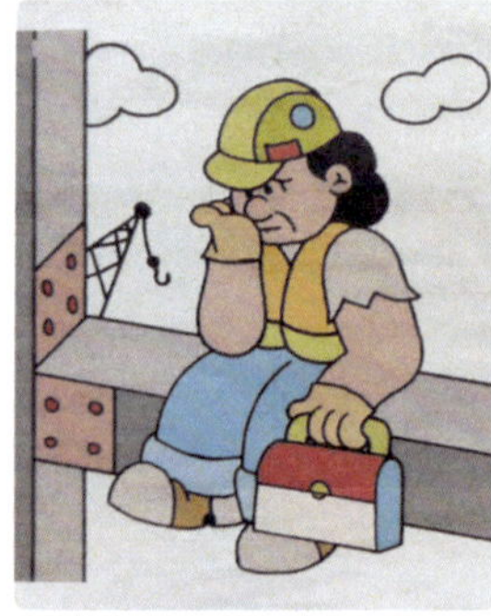

Klientin

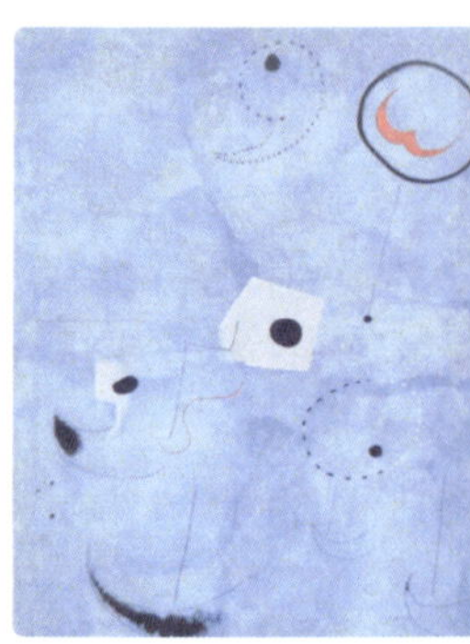

Therapeutin

Wir gestalten die Zeichnungen nach unseren ausgesuchten Abbildungen. U1 und C1 entstehen. Die methodische Vorgehensweise besteht darin, einen Ausschnitt des Bildes der Klientin bzw. der Therapeutin zu malen, der uns anspricht oder bewegt.

Antwort der Therapeutin auf U1

Antwort der Klientin auf C1

Die weitere Reihenfolge wird noch zwei Mal fortgesetzt.

Zeichnungen der Klientin: „U“
Zeichnungen der Therapeutin: „C“

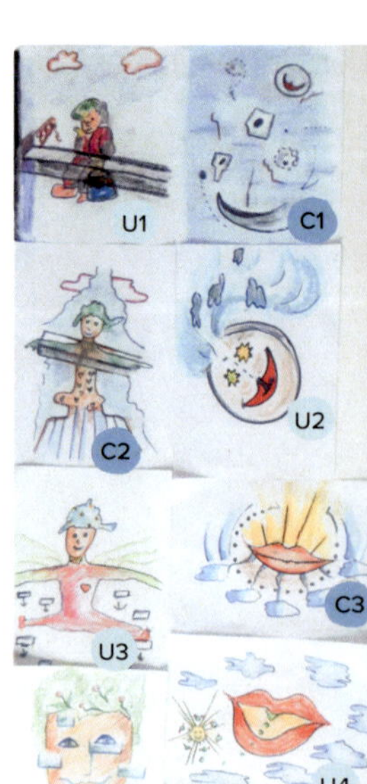

ARBEITSANWEISUNG

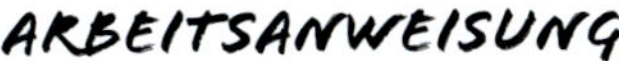

Unser gemeinsames Gestalten wird von meiner Klientin als „aufregend“ bezeichnet.

Sie wünscht sich eine kurze Pause, ein Nachlassen ihrer Anspannung und möchte sich durch eine künstlerische Übung „beflügeln“ lassen.

- Tusche auf das Papier tropfen.
- Mit einem Strohhalm die noch flüssigen Tuschetropfen in unterschiedlichen Richtungen pusten.
- Trocknen lassen (Tusche trocknet schnell).
- Mit Farbstiften kreative Muster zeichnen.
- Lieblingsausschnitt wählen und diesen mit einem Passepartout als Bild gestalten.

1

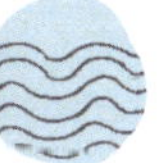

AUFGABENSTELLUNG:

Zur Umsetzung ihrer momentanen Befindlichkeit schlage ich folgende Techniken vor: Schraffur, Frottage, Pustetechnik

Meine Klientin entscheidet sich für die Pustetechnik mit den Farben Blau und Gelb.

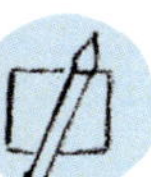

MATERIAL

- Blaue und gelbe Tusche
- Strohhalm
- Farbkreiden auf Wasserbasis
- Festes Zeichenpapier DIN A 5
- Ein Passepartout

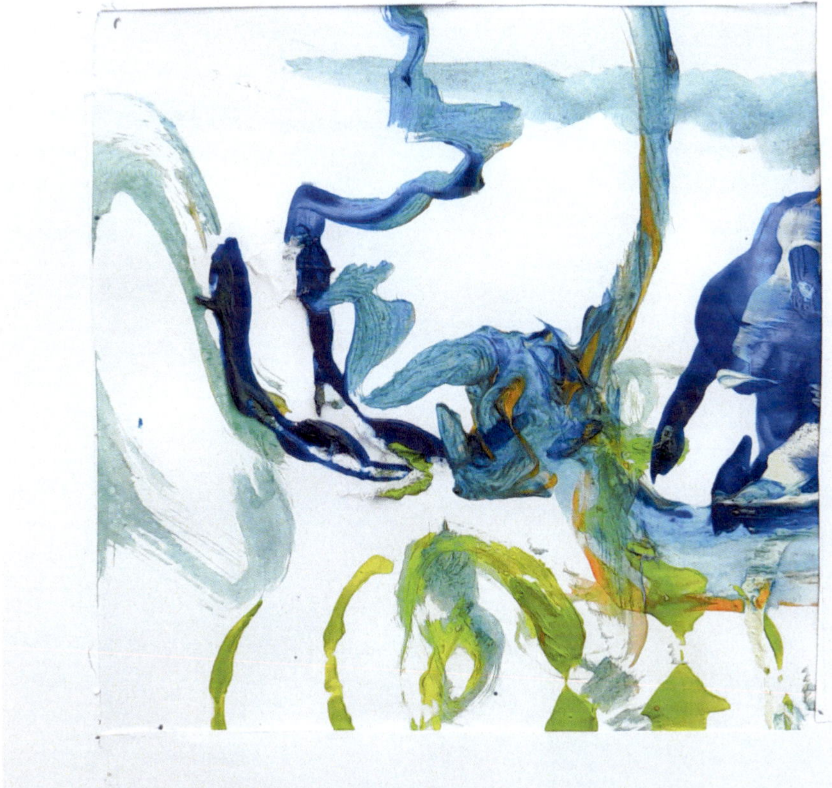

Technik: Tusche, Strohhalm, Farbkreiden-Wasserbasis

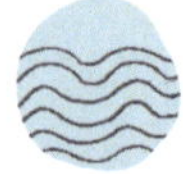

AUFGABENSTELLUNG:

Wir widmen uns wieder der Bildfolge des Dialogmalens.

Meine Frage: **Was empfinden Sie bei der Betrachtung der einzelnen Zeichnungen.**

Meine Klientin wählt „Sichtbares" aus ihren und meinen Zeichnungen aus.

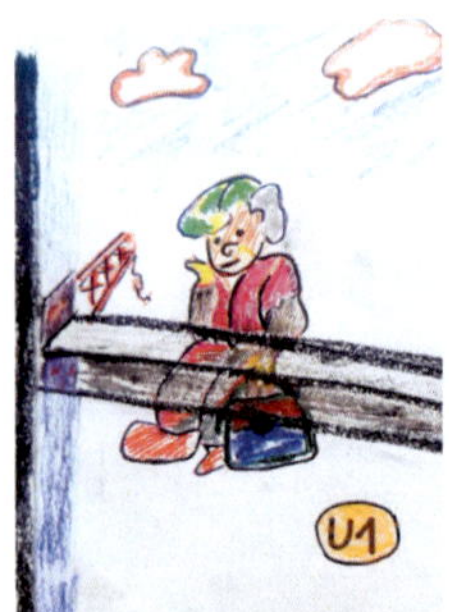

Zeichnung der Klientin:

- Ich fühle mich als wäre ich oben
- kann mich aber nicht bewegen
- Bin starr, traurig, fixiert
- In meiner Tasche trage ich etwas Schweres

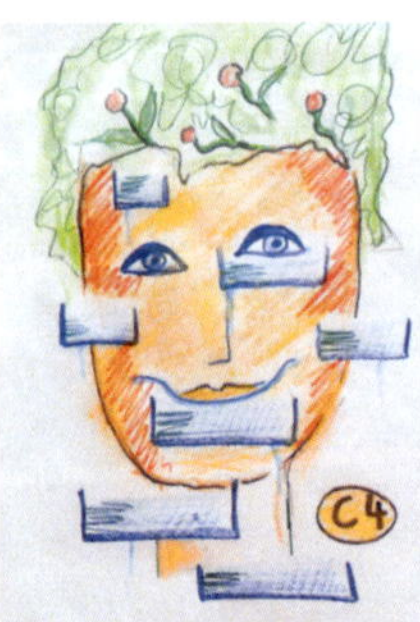

Zeichnung der Therapeutin:

- Mein Kopf verliert das Schwere
- Die Balken vor meinen Augen lösen sich
- Mein Kopf wird leicht und offen für Wachstum und Buntheit

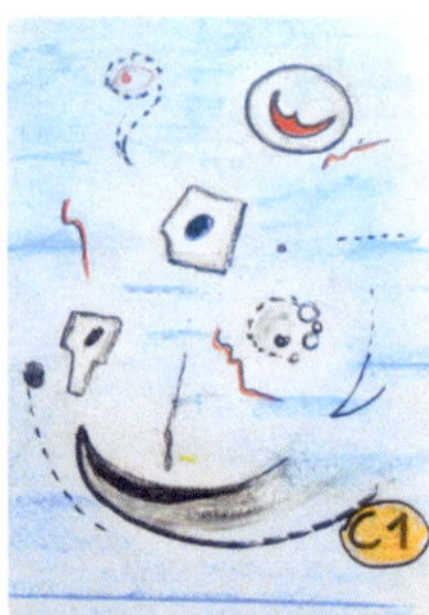

Zeichnung der Therapeutin:

- Die Abbildung und Zeichnungen sollen
- Leichtigkeit
- Schwerelosigkeit
- Freiheit signalisieren

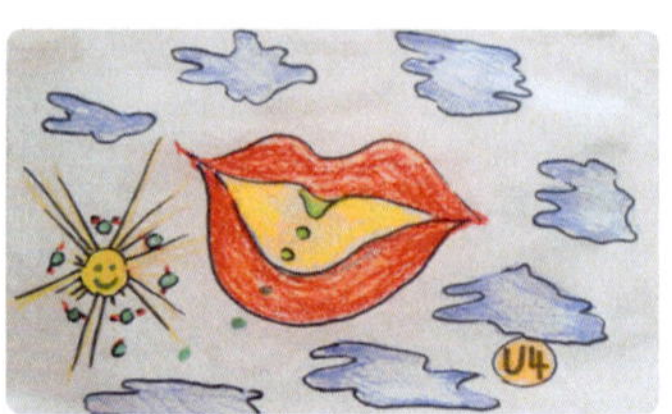

Zeichnung der Klientin:

- Der Mund ist geöffnet, um das zu sagen, was ich möchte?
- Fühlen Sie sich dabei gut?

SCHLUSSBESPRECHUNG

Meine Frage an die Klientin: **Gibt es Zeichnungen die zu Ihrer Lösung beitragen könnten?**

- Die Zeichnungen zeigen mir – befreit von Last
- Das, was ich äußere, ist nicht schwer, nicht traurig, nicht bedrückt
- Ich fühle mich leicht, fröhlich, ungezwungen

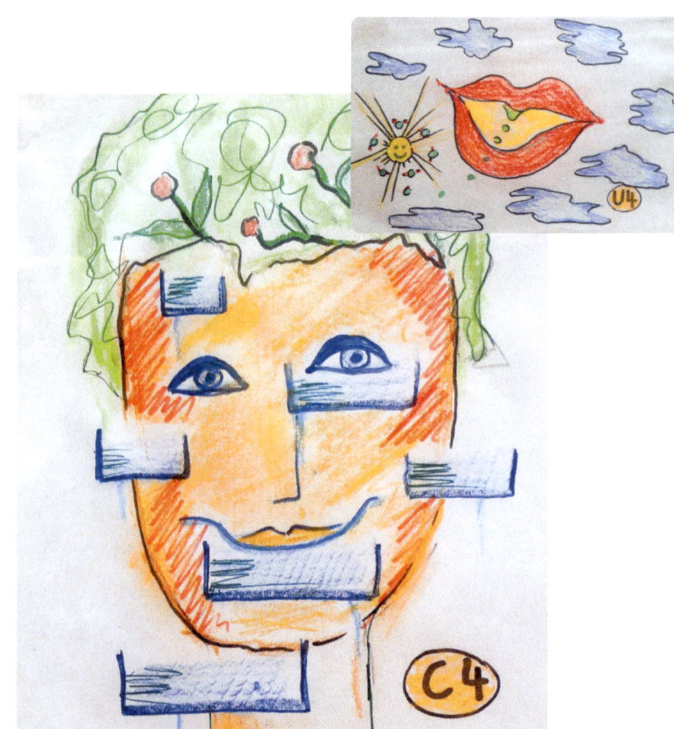

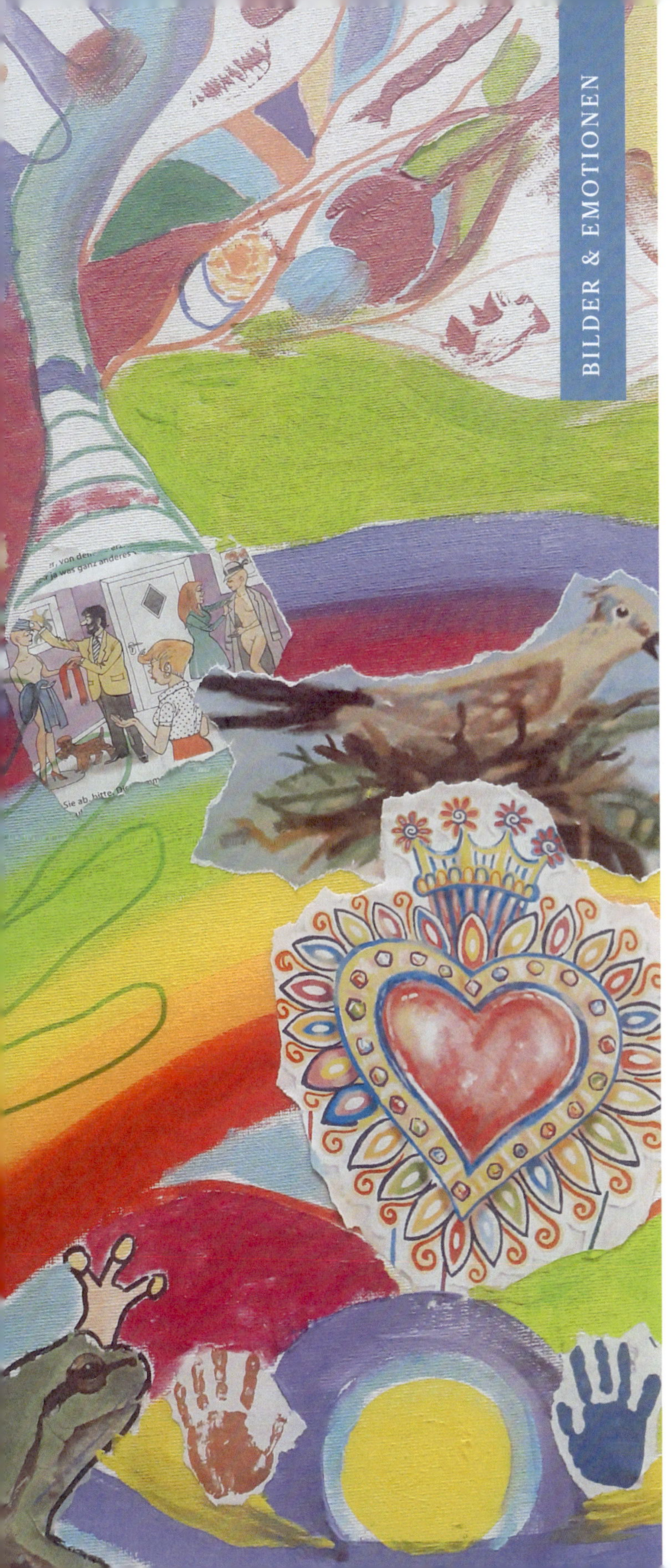

BILDER & EMOTIONEN

Der Mensch denkt, träumt, redet und erinnert sich an Bilder. Dafür ist eine emotionale Wahrnehmung unseres Gehirns zuständig, die auch als nonverbale Kommunikation bezeichnet wird.

Bilder haben eine elementare Wirkung. Sie erzeugen Emotionen und können begeistern, beeindrucken, Wünsche wecken, aber auch traurig stimmen.

Bewusst gemalte Bilder der Therapeutin lassen positive oder negative Gefühle bei dem Klienten entstehen. Die Therapeutin nutzt somit gezielt die Wirkung der Bilder.

Gestaltet von Teilnehmer/innen
Ausbildung: Kreativ- und Kunsttherapie

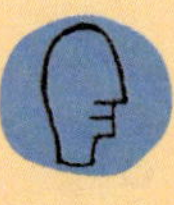

ANWENDUNGSBEREICH

Einzeltherapie
Paartherapie

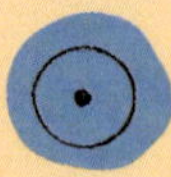

ZIEL DER METHODE

Erkennen der eigenen Lebensgeschichte. Ausdruck und Form für Beziehungsaspekte finden. Förderung von emotionaler Wahrnehmung.

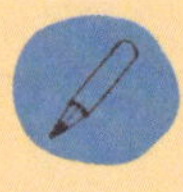

VORBEREITUNG/ MATERIAL THERAPEUTIN

Festes Papier
Größe: 40 x 50 cm

Ölkreiden, Farbstifte

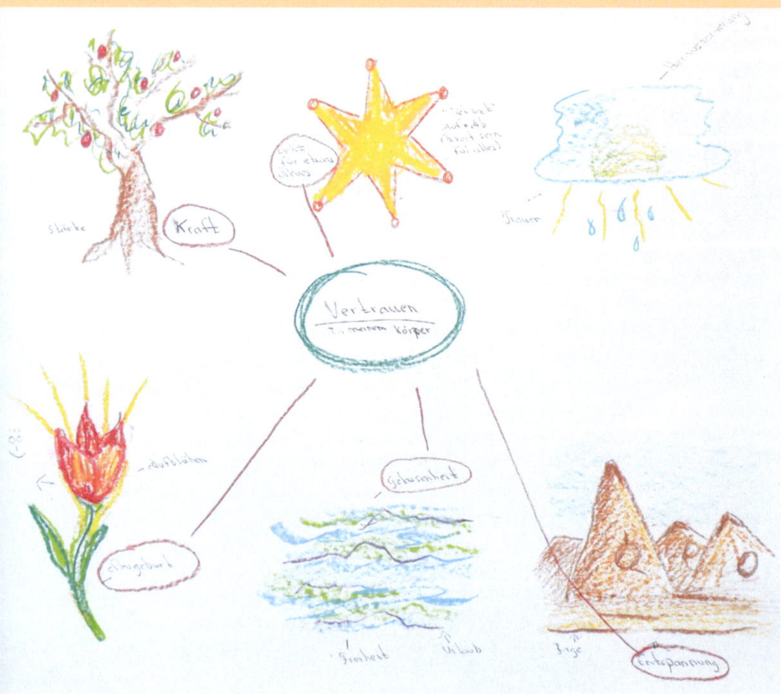

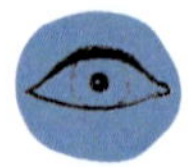

DURCHFÜHRUNG UND

BEARBEITUNGSTECHNIK

Im Gespräch werden Wünsche und Sehnsüchte besprochen. **Problemstellung der Klientin:**

- **Kein Vertrauen zum eigenen Körper**
- **Kinderwunsch/Fehlgeburten**

Aus meiner kunsttherapeutischen Sicht zeichne ich sechs Bilder, die ihren Gefühlszustand aktivieren sollen.

Ich bitte meine Klientin: „Was fällt Ihnen spontan zu jedem gezeichneten Bild ein"? Bitte schreiben Sie die Begriffe darunter und sprechen Sie darüber.

BAUM

- Interessant, dass Sie einen Apfelbaum gemalt haben
- Ich mag Apfelbäume
- Sie geben mir Kraft und Stärke

STERN

- Symbol für etwas Neues
- Bereit sein für alles, offen sein
- Mit vielen Facetten klar kommen

REGENWOLKE

- Trauer, Herausforderung
- Ich will nicht mehr trauern

BLUME

- Alles wird gut, aufblühen

MEER/WELLEN

- Freiheit, frei im Kopf
- Gelassener werden, entspannen

BERGE

- Wenn ich für meinem Körper Gutes tun möchte, mache ich Spaziergänge oder gehe in die Berge

Mein Vorschlag für die weitere Umsetzung der Methode: Bitte zeichnen Sie in der Mitte des Bildes einen Kreis und notieren Sie den Begriff, der für Sie wichtig ist. **VERTRAUEN** zum eigenen Körper. Schreiben und umkreisen Sie die Begriffe, die Ihr Vertrauen stärken könnten. **Licht für Neues – Gelassenheit – Stärke – Entspannung – Neugeburt.**

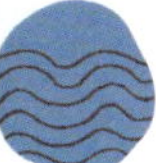

AUFGABENSTELLUNG THEMA VERTRAUEN

Wir besprechen die Idee, aus den Illustrierten ein Bild auszusuchen, das ihr Thema Vertrauen verdeutlicht. Mit welchen Farben möchten Sie ihr Thema VERTRAUEN gestalten? (Figur) Klientin: Blautöne und Magenta

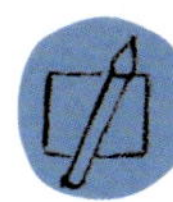
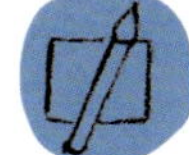

MATERIAL THEMA VERTRAUEN

- Malplatte DIN A 4
- Acrylfarben
- Pinsel, Haushaltsschwamm
- Illustrierte
- Klebstoff, Föhn
- Zeichenpapier 15 x 15 cm

ARBEITSANWEISUNG THEMA VERTRAUEN

- Anfeuchten der Malplatte.
- Auftragen der verdünnten Acrylfarben ihrer Wahl mit einem Schwamm Blautöne, Magenta.
- Farbe mit dem Föhn trocknen.
- Bewegungen mit dem Pinsel und der Lieblingsfarbe auf einem DIN A4 Papier gestalten.
- Trocken föhnen und in beliebige Teile reißen.
- Diese Teile mit der Collagefigur auf die Malplatte kleben.

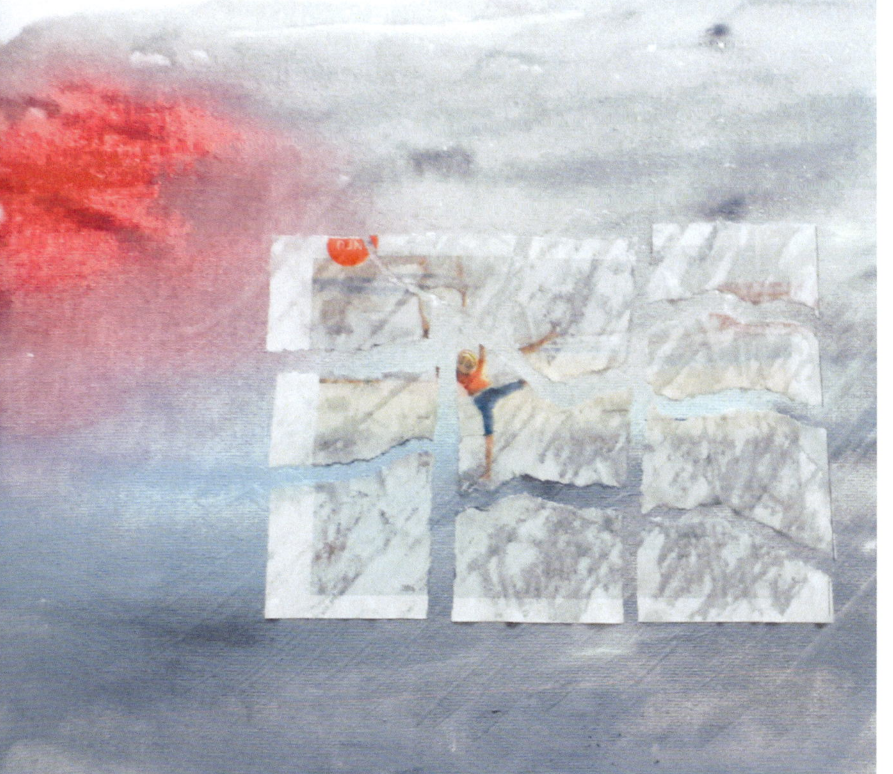

Technik: Acryl, Collage auf Malplatte und Papier

SCHLUSSBESPRECHUNG

Frage an die Klientin:

Gab es einen besonderen Moment bei der Entstehung Ihres Bildes? Was überrascht Sie, wenn Sie es betrachten?

- Ich kann etwas entstehen lassen, das macht mich freier
- Deshalb auch Vertrauen zu mir selbst
- Vertrauen zu meinem Körper
- Ich möchte keine Trauer mehr
- Das Bild bekommt einen passenden Rahmen und einen Platz in meinem Zimmer

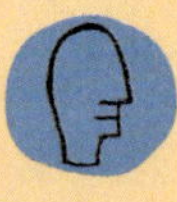

ANWENDUNGSBEREICH

Einzeltherapie

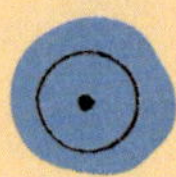

ZIEL DER METHODE

Erkennen der eigenen Lebensgeschichte. Ausdruck und Form für Beziehungsaspekte finden. Förderung von emotionaler Wahrnehmung.

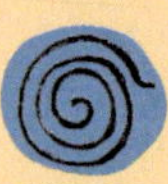

VARIATION

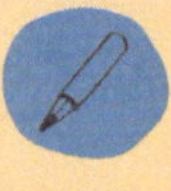

VORBEREITUNG/ MATERIAL THERAPEUTIN

Festes Papier
Größe DIN A4

Ölkreiden, Bereitstellung eines Keilrahmens, Plastikbecher, Acrylfarben

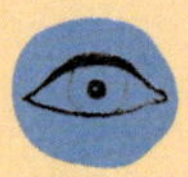

DURCHFÜHRUNG

Meine Klientin möchte für sich einen sicheren Raum kreieren.

Problemstellung der Klientin: Familienkonflikt

Wir besprechen die kunsttherapeutische Methode und entscheiden uns, je 3 Bilder in Bezug auf ihr Problem zu gestalten.

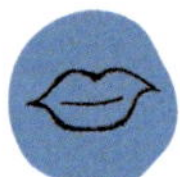

BEARBEITUNGSTECHNIK

Die Bedeutung der einzelnen Zeichnungen und deren individuelle Umsetzung

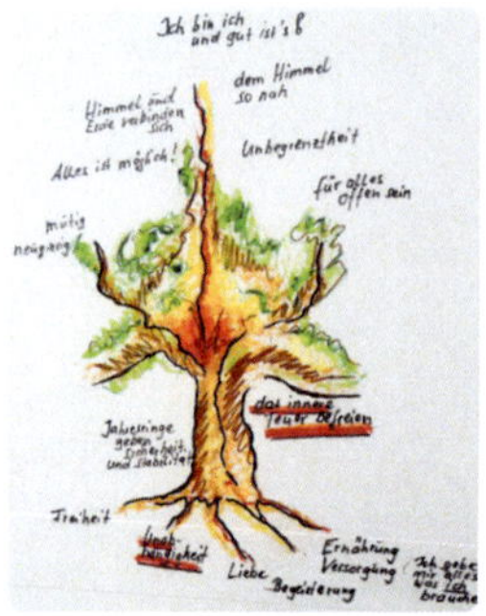

BAUM:

Zeichnung: Therapeutin
Freie Assoziation: Klientin
Fokussierte Begriffe: Klientin

- Das innere Feuer begreifen
- Unabhängigkeit

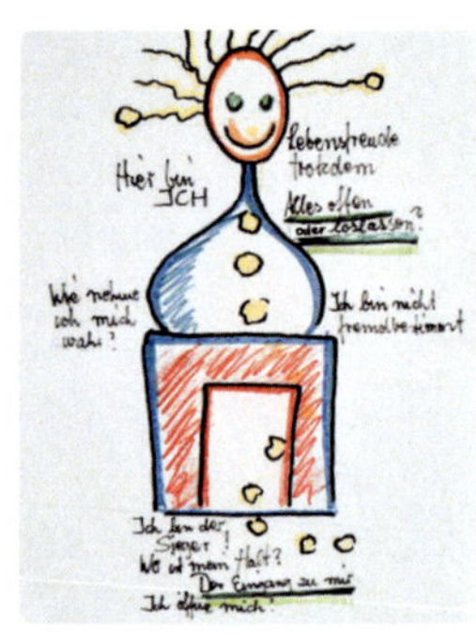

FIGUR:

Zeichnung: Klientin
Freie Assoziation: Therapeuti
Fokussierte Begriffe: Therapeutin

- Alles ist offen, oder verschlossen
- Der Eingang zu mir

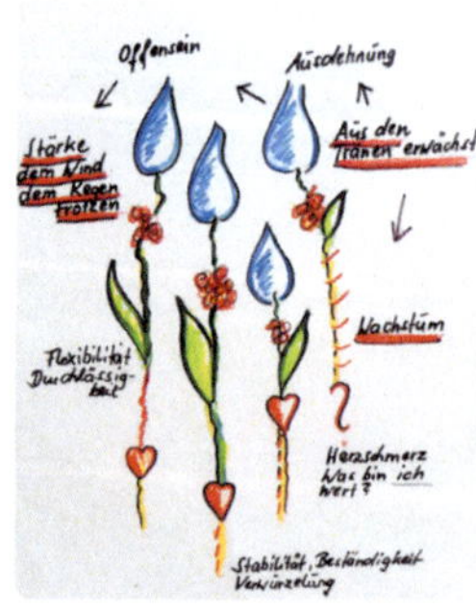

BLUMEN:

Zeichnung: Therapeutin
Freie Assoziation: Klientin
Fokussierte Begriffe: Klientin

- Wachstum
- Aus den Tränen erwächst Stärke
- dem Wind, dem Regen trotzen

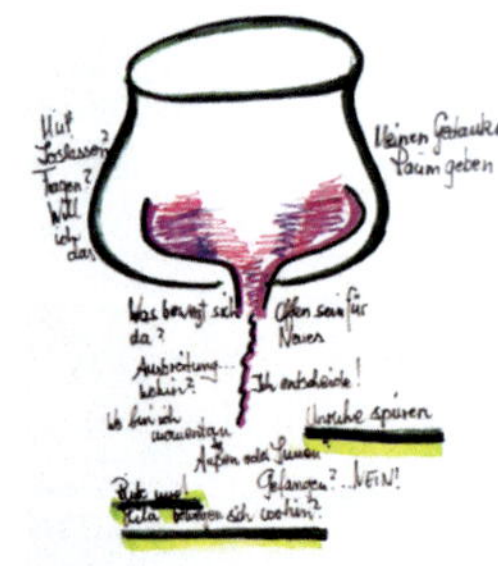

GLAS:

Zeichnung: Klientin
Freie Assoziation: Therapeuti
Fokussierte Begriffe: Therapeutin

- Unruhe spüren
- Pink und Lila bewegen sich

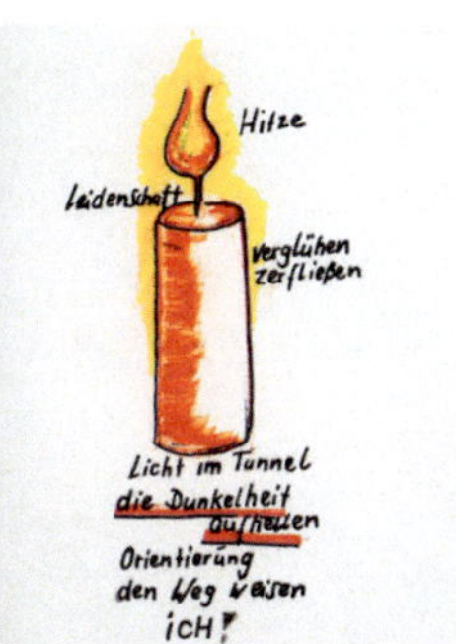

Freiheit =
Enge?
Nicht eingeengt!
Ich höre auf meine Gefühle!
Herzlichkeit und Trauer
Warum?
Ich darf WEINEN!
Klarheit suchen
Klarheit finden
für mich!

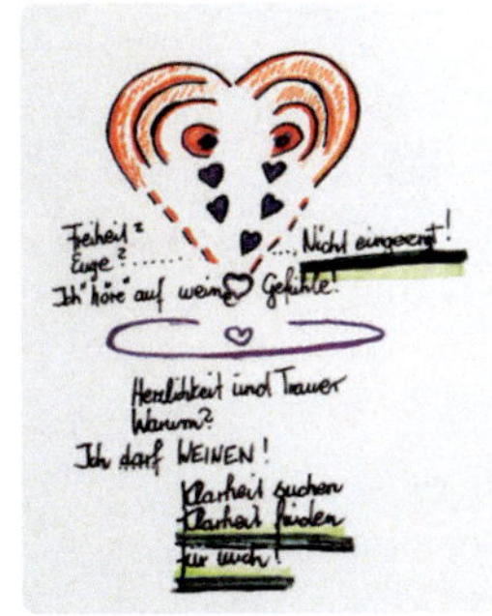

KERZE:

Zeichnung: Therapeutin
Freie Assoziation: Klientin
Fokussierter Begriff: Klientin

- Die Dunkelheit aufhellen

HERZ:

Zeichnung: Klientin
Freie Assoziation: Therapeutin
Fokussierte Begriffe: Therapeutin

- Nicht eingeengt
- Klarheit finden für mich

Der gestaltete und erlebte Prozess wird anschließend besprochen.

Unsere fokussierten Begriffe/Aussagen inspirieren meine Klientin zur Lösung ihres Problems.

- Den richtigen Weg suchen, ohne Fremdbestimmung
- Klarheit für mich finden und fließen lassen
- Die Dunkelheit aufhellen und das Helle aktivieren
- Nicht eingeengt sein, sondern handeln

Meine Frage an die Klientin:

- Was ist jetzt für Sie am wichtigsten?
  KEINE OPFERROLLE

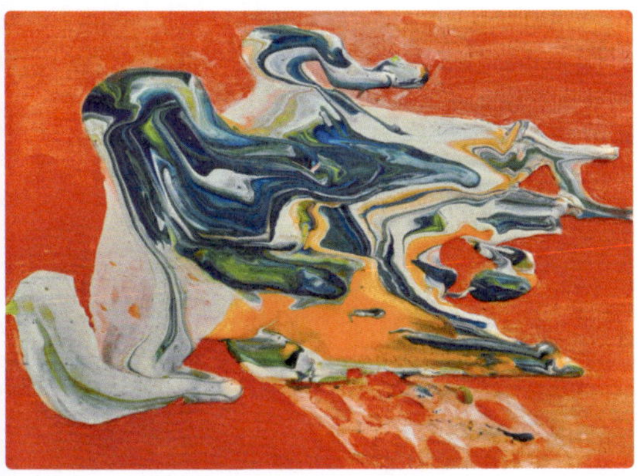

Technik: Acryl, Silikonöl

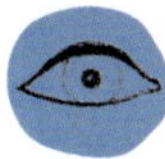

AUFGABENSTELLUNG THEMA: KEINE OPFERROLLE

Wir verlassen den „Sprachraum". Ich erkläre die Technik „Farben fließen lassen".

Die Klientin wählt dafür die Farben Weiß, Blau, Grün, Schwarz, helles Orange

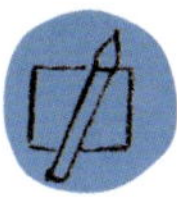

MATERIAL THEMA: KEINE OPFERROLLE

- Keilrahmen 30 x 40 cm
- Acrylfarben
- 5 kleine Plastikbecher
- 1 großer Plastikbecher
- Silikonöl

ARBEITSANWEISUNG FÜR POURING IMPRESSIONEN

- In jeden kleinen Becher (5)ungefähr 1 cm hoch Acrylfarben geben.
- Farbe mit Wasser vermischen, Konsistenz wie flüssiger Honig.
- In jeden Becher 3 Tropfen Silikonöl dazugeben. **Nicht vermischen!**
- In den großen Becher die 5 Becher mit Farbe gießen.
- Diesen auf den Keilrahmen schütten.
- Den Keilrahmen bewegen, sodass die Farben ineinander fließen.
- Die noch weiße Fläche auf dem Keilrahmen mit Acrylfarbe bemalen.

SCHLUSSBESPRECHUNG

Mein Klientin ist begeistert, dass „Überraschendes" ohne Zwang entstanden ist. Für sie ist ihr Bild ein ästhetisches Kunstwerk, der Eingang zu sich selbst.

Ich „schwimme" oder „fliege" in die Freiheit!

ANWENDUNGSBEREICH

Einzeltherapie

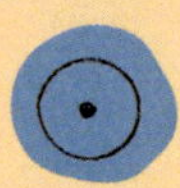

ZIEL DER METHODE

Erkennen der eigenen Lebensgeschichte Ausdruck und Form für Beziehungsaspekte finden. Förderung von emotionaler Wahrnehmung.

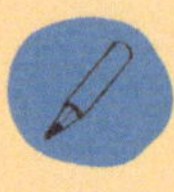

VORBEREITUNG/ MATERIAL THERAPEUTIN

Ein Blatt Papier, Größe 40 x 50 cm

Ölkreiden, Illustrierte, Bereitstellung einer Malplatte oder Keilrahmen, Acrylfarben, Spachtel

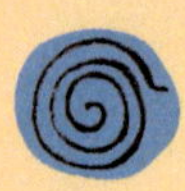

VARIATION

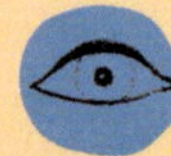

DURCHFÜHRUNG

Mein Klient kommt mit dem Anliegen zu mir, seine persönlichen Fähigkeiten besser erkennen und damit nutzen zu wollen.

Um am Thema zu bleiben, wählen wir die von mir vorgeschlagene Methode Dialogmalen.

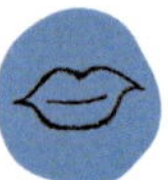

BEARBEITUNGSTECHNIK

Ich male drei Bilder

- Sonne, Note, Auge
  und ermutige meinen Klienten, die für ihn wichtigen Begriffe dazuzuschreiben. Nun gestaltet mein Klient drei Bilder

- Baum, Stern, Blume
  und bittet mich, den Bildern Namen zu geben.

- Baum: WACHSTUM
- Stern: BESTIMMUNG
- Blume: KONTAKT

Mein Klient schreibt dazu weitere Assoziationsbegriffe und entscheidet sich für das Wort:

- MENSCHEN

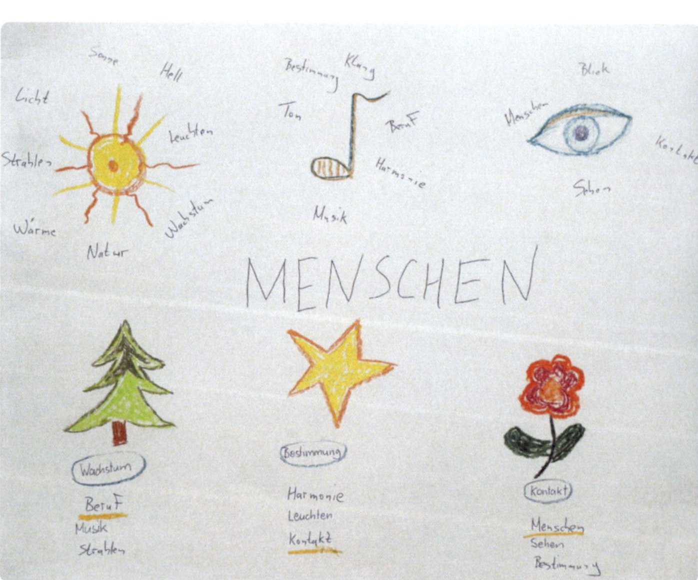

AUFGABENSTELLUNG / ARBEITSANWEISUNG ZUM THEMA: MENSCHEN

Ich motiviere meinen Klienten, Wörter und Sätze aus der Illustrierten auszuschneiden, um seinen Begriff MENSCHEN emotional zu verdeutlichen. Diese soll er auf die von ihm bemalte Malplatte kleben.

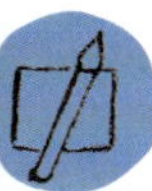

MATERIAL

- Illustrierte, Klebstoff
- Malplatte DIN A 4
- Acrylfarbe
- kleine Walze zum Auftragen der Farbe

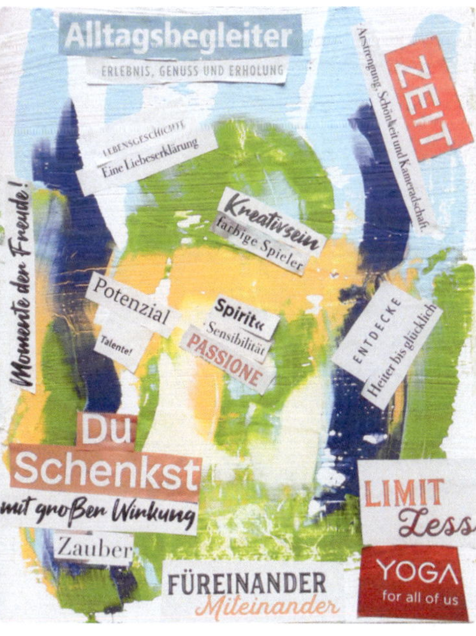

Technik: Collage

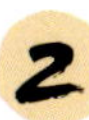

AUFGABENSTELLUNG ZUM THEMA: VERBINDUNG, FARBEN DES REGENBOGENS

Fragen an meinen Klienten:
Was bedeuten Ihnen Menschen? Was hat sich herauskristallisiert?
Mit welchen Farben würden Sie ein Bild dazu malen?

- Klient: VERBINDUNG
- und FARBEN DES REGENBOGENS

Bitte gestalten Sie ein Bild nach diesen Kriterien.

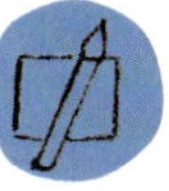

MATERIAL

- Zeit Magazine
- Keilrahmen
- Acrylfarben
- Spachtel

ARBEITSANWEISUNG

- Ein Bild aus der Illustrierten auf den Keilrahmen kleben.
- Die „Regenbogenfarben“ mit einer Spachtel auftragen.

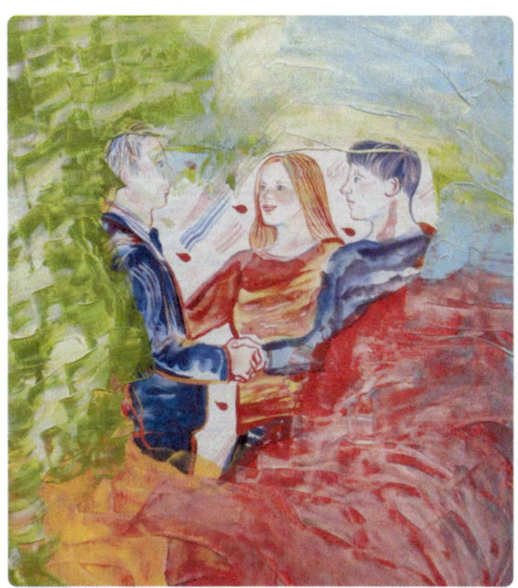

Technik: Collage, Acryl auf Keilrahmen

SCHLUSSBESPRECHUNG

Wie fühlen Sie sich jetzt? Was fällt Ihnen spontan zu unserem kunsttherapeutischen Setting ein?

- Es überrascht mich, was die Bilder bewirkt haben.
- Meine Zukunft scheint sehr lebendig zu sein.
- Ich bin **ENTSPANNT | BEREICHERT | INSPIRIERT**

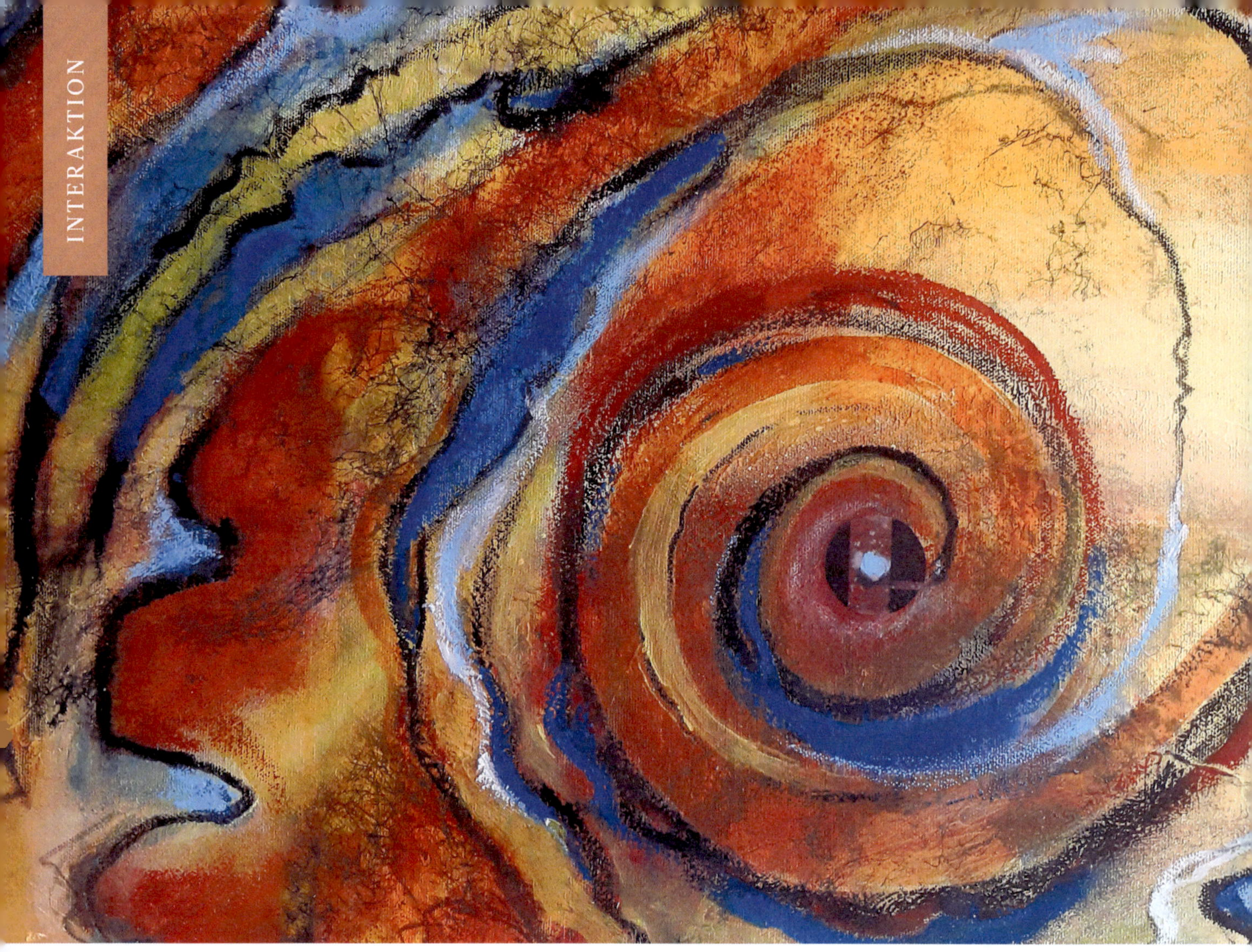

INTERAKTION
MIT POSITIV UND NEGATIV BESETZTEN BEGRIFFEN

Die Interaktion (lat. **inter** >> zwischen und **actio** >> Handlung) wird im Deutschen als Wechselwirkung bezeichnet. Es ist das Zusammenspiel von zwei oder mehreren Merkmalen, Variablen, Personen oder Verhaltensmustern.

In der Sozialpsychologie ist die Interaktion ein Grundbegriff. Er bezeichnet den Prozess, indem sich Personen wechselseitig einander wahrnehmen und aufeinander reagieren.

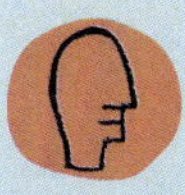

ANWENDUNGSBEREICH

Einzeltherapie

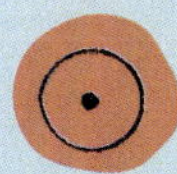

ZIEL DER METHODE

Förderung von Selbstvertrauen und Selbstaktualisierung. Wahrnehmung der Zeit als natürlichen Veränderungsfaktor.

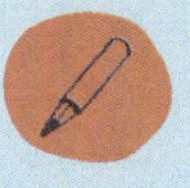

VORBEREITUNG/ MATERIAL THERAPEUTIN

Therapeutin: Gestaltung der Karten
Größe 20 x 8cm

beschriftet mit unterschiedlich besetzten Begriffen

Ölkreiden, Papier in der Größe 60 x 70 cm Bereitstellung eines Keilrahmens, Acrylfarbe

LOSLASSEN LIEBE TRAUER
LEBENSFREUDE
HERAUSFORDERUNG ZUVERSICHT
GELASSENHEIT MUT
WANDLUNG
EINSAMKEIT
DANKBARKEIT
KONTROLLVERLUST MOTIVATION
ABSTAND DISTANZ VERZICHT

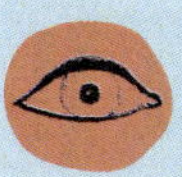

DURCHFÜHRUNG DER METHODE

In unserer Arbeit geht es darum, sich der inneren Sinneswelt zu widmen. Ich erkläre meiner Klientin den Prozess der Methode.

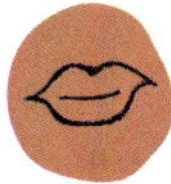

BEARBEITUNGSTECHNIK

Problemstellung der Klientin: Ihre unsichere Zukunft

Meine Klientin wählt eine Karte (Begriff) aus, die ihrer momentanen Befindlichkeit entspricht. Ich bitte sie, mit Ölkreiden den Begriff malerisch zu gestalten. Dann „antworte" ich auf die von ihr vorgelegte Karte (Begriff) und male dazu das entsprechende Bild. Die Methode wird nonverbal durchgeführt.

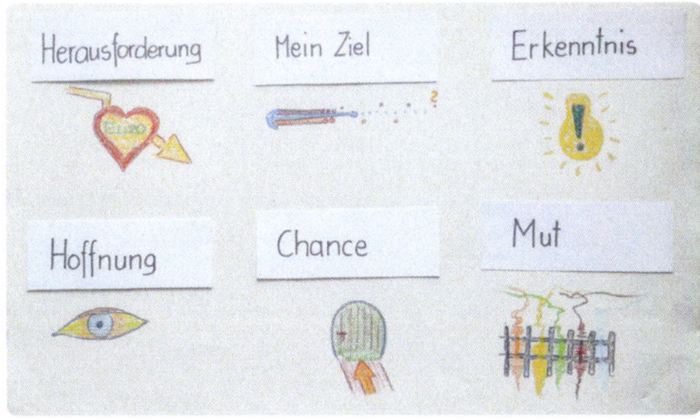

Nach der gemeinsamen Gestaltung folgt ein verbaler Austausch, der von meiner Klientin gewünscht wird.

ERKLÄRUNG DER GEMALTEN BILDER

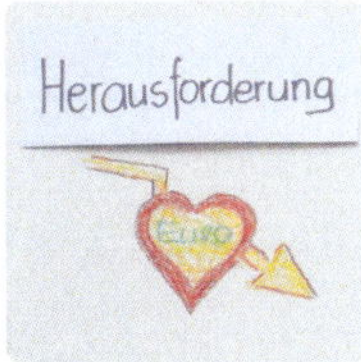

Klientin: Begriff und gemaltes Bild

- Die finanzielle Situation erdrückt mich momentan
- Ich fühle mich so machtlos
- Es ist ein „Herztanz" des Verzichts

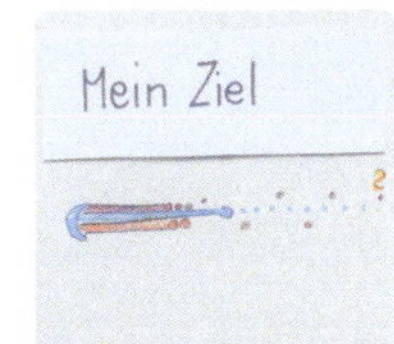

Therapeutin: Begriff und gemaltes Bild

- Die Zeit als Kostbarkeit sehen
- Veränderung als Ziel erkennen
- Konkrete Entscheidungen/Schritte umsetzen

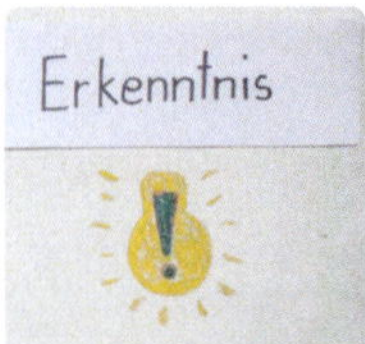

Klientin: Begriff und gemaltes Bild

- Ich muss meine berufliche Situation klären
- Was will ich... was kann ich?
- Meinen vielen Fähigkeiten einen Raum geben

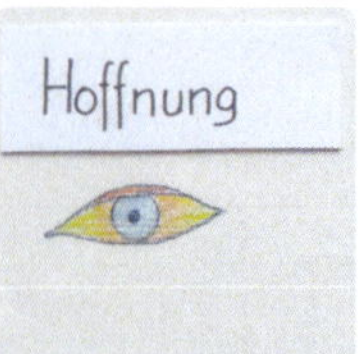

Therapeutin: Begriff und gemaltes Bild

- Selbstwertgefühl aktivieren
- An sich selbst glauben
- Erinnerungen – was hat mein Leben bereichert
- Die Freude an Neuem erkennen

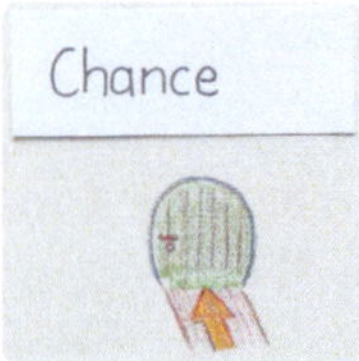

Klientin: Begriff und gemaltes Bild

- Ich muss die verschlossene Tür öffnen
- Meine Einstellung ändern
- Ich bin stark, ich werde den Weg finden
- Meine Chance zum Entstehen lassen

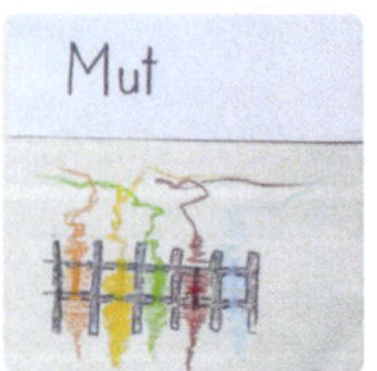

Therapeutin: Begriff und gemaltes Bild

- Seelenkräfte – Fühlen und Wollen
- Mut zur Entscheidung
- Auf die eigenen Fähigkeiten vertrauen
- Nicht fremdbestimmt handeln
- Sich entfalten, frei fühlen

Meine Frage an die Klientin:

- Was ist für Sie wichtig?
- Was hat sich gezeigt?
- Was motiviert Sie?

Mein Klientin entscheidet sich nur für das Thema

CHANCE

- Die Chance im beruflichem Bereich
- Zu wissen und zu hoffen, dass sich eine neue Perspektive ergibt
- Nicht zu wissen, was mich erwartet, aber trotzdem meine Chance wahrnehmen
- Der Weg ist „geebnet“
- Die Tür lässt sich weiter öffnen, ich muss es nur wollen
- Mein Gefühl – Neugierde und positive Einstellung in meine Zukunft

---

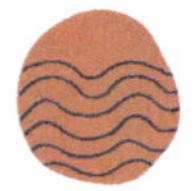

AUFGABENSTELLUNG ZUM THEMA CHANCE

Durch das Prozessverständnis besprechen wir die kreative Umsetzung der Begriffe

CHANCE

mit spontan genannten Farben: Magenta, Rot, Blau, Violett

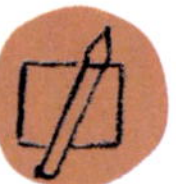

MATERIAL ZUM THEMA CHANCE

- Keilrahmen 30 x 40 cm
- Acryl
- Schwarze Tusche
- Unterschiedlich dicke Pinsel
- Pappteller
- Föhn

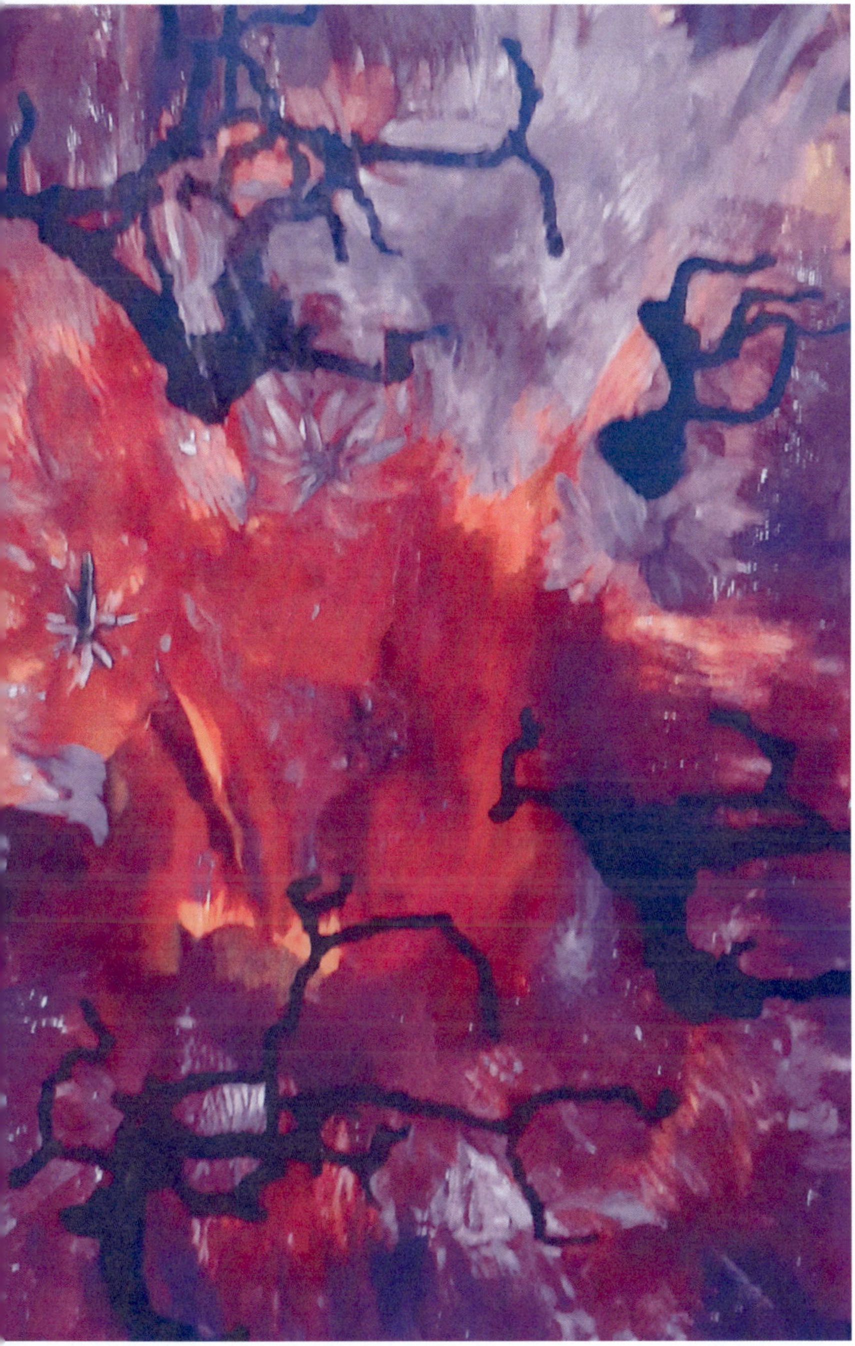

ARBEITSANWEISUNG ZUM THEMA CHANCE

- Die Rahmenfläche mit einem Schwamm anfeuchten.
- Farben mit dem Pinsel auf die noch feuchte Fläche malen.
- Den Keilrahmen nach allen Seiten bewegen und die Farbe fließen lassen.
- Trocken föhnen
- Fantasiemuster mit schwarzer Tusche gestalten.

SCHLUSSBESPRECHUNG

Meine Klientin kann es kaum fassen, dass in einer relativ kurzen Zeit ein Kunstwerk entstanden ist. Sie betont, dass ihr Selbstwertgefühl Flügel bekommt.

Meine Chance ist, so meine Klientin, eine verschlossene Tür öffnen zu können, spielerisch und mutig.

Technik: Acryl, Tusche auf Keilrahmen

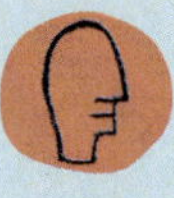

ANWENDUNGSBEREICH

Einzeltherapie

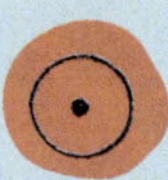

ZIEL DER METHODE

Förderung von Vertrauen und Selbstaktualisierung. Wahrnehmen der Zeit als natürlichen Veränderungsprozess.

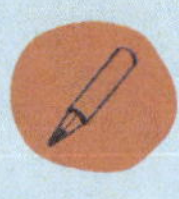

VORBEREITUNG/ MATERIAL THERAPEUTIN

Therapeutin: Gestaltung der Karten
Größe 20 x 8cm

beschriftet mit unterschiedlich besetzten Begriffen

Ölkreide, Filzstifte, Aquarellstifte, Papier in Größe 60 x 70 cm, DIN A4 Blätter

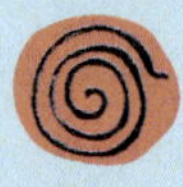

VARIATION

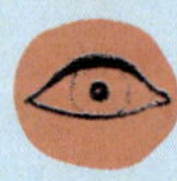

DURCHFÜHRUNG DER METHODE

Ich erkläre meiner Klientin, dass die angewandte Methode ihren Lebensfluss aber auch ihre Lebenshindernisse aufzeigen kann.

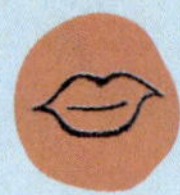

BEARBEITUNGSTECHNIK

Problemstellung der Klientin:
Extrem belastende Pflegesituation

Sie wählt eine Karte/Begriff, die ihrer momentanen Situation entspricht und malt darunter ein Bild. Ich „antworte" mit einer Karte/Zeichnung auf ihre Botschaft, so dass insgesamt 6 Begriffe/Zeichnungen entstehen.

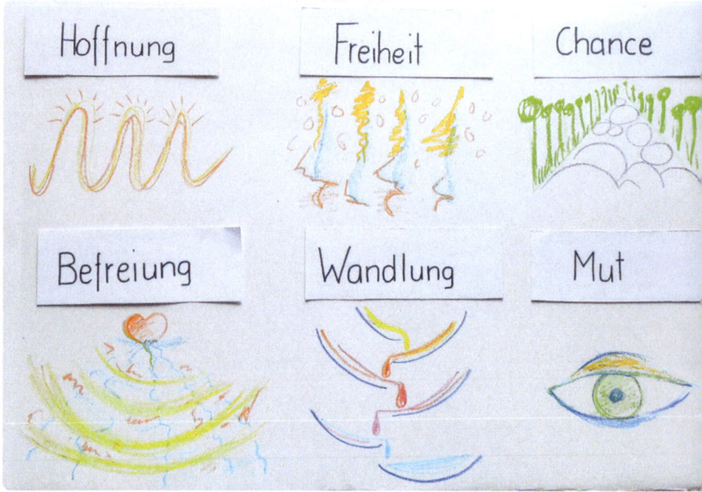

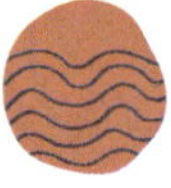

AUFGABENSTELLUNG

Meine Klientin bespricht spontan unsere gestalteten Begriffe/Zeichnungen

HOFFNUNG	Habe ich immer, weil ich so viele Wünsche habe
FREIHEIT	Absichtslos – wunschlos glücklich sein zu können
CHANCE	Es sind Steine im Weg. Ich gehe sie trotzdem
BEFREIUNG	Wenn ich nur für mich zuständig und verantwortlich wäre
WANDLUNG	Ständige Veränderung – ungewiss, was am Ende herauskommt
MUT	Um weiterzugehen und Vertrauen in mich und meinen Weg... göttliche Führung

Mein Vorschlag:

Bitte benennen Sie Begriffe/Zeichnungen, die für Sie am wichtigsten sind.

Klientin:

- FREIHEIT
- BEFREIUNG

Ich bitte sie, ihr Gefühl, das mit dem Begriff FREIHEIT verbunden ist, mit Ölkreiden auf einem DIN A4 Blatt auszudrücken.

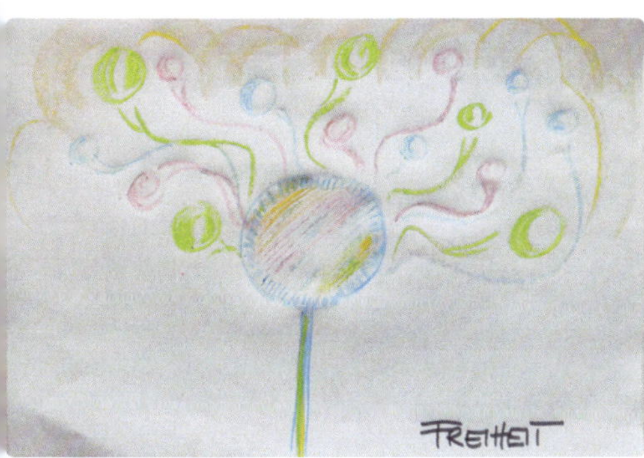

Zeichnung der Klientin

Meine Klientin möchte sich intensiv dem Thema BEFREIUNG widmen und aus einer erweiterten Perspektive verstehen, was für ihren Lebensweg eine wichtige Botschaft ist.

Sie formuliert die Frage:
Was brauche ich für meine Befreiung?

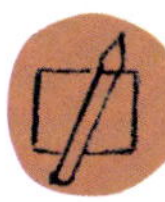

MATERIAL ZUM THEMA: BEFREIUNG

- Stabile DIN A 4 Blätter
- Aquarellstifte
- Schwarzer Filzstift
- Pinsel

ARBEITSANWEISUNG ZUM THEMA: BEFREIUNG

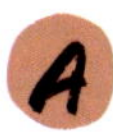

- Gestalten mit Aquarellstiften – Farbe und Form ihrer Wahl zum Thema Befreiung.
- Mit dem nassen Pinsel über die gezeichnete Fläche malen.
- Föhnen
- Begriffe oder Sätze einfügen, die die Befreiung auslösen könnten.

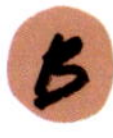

- Auf ein neues Blatt die Stufen, als Begriffe ZU MIR einfügen.

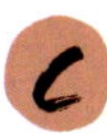

- Ein Symbol für das ZU MIR zeichnen oder malen.

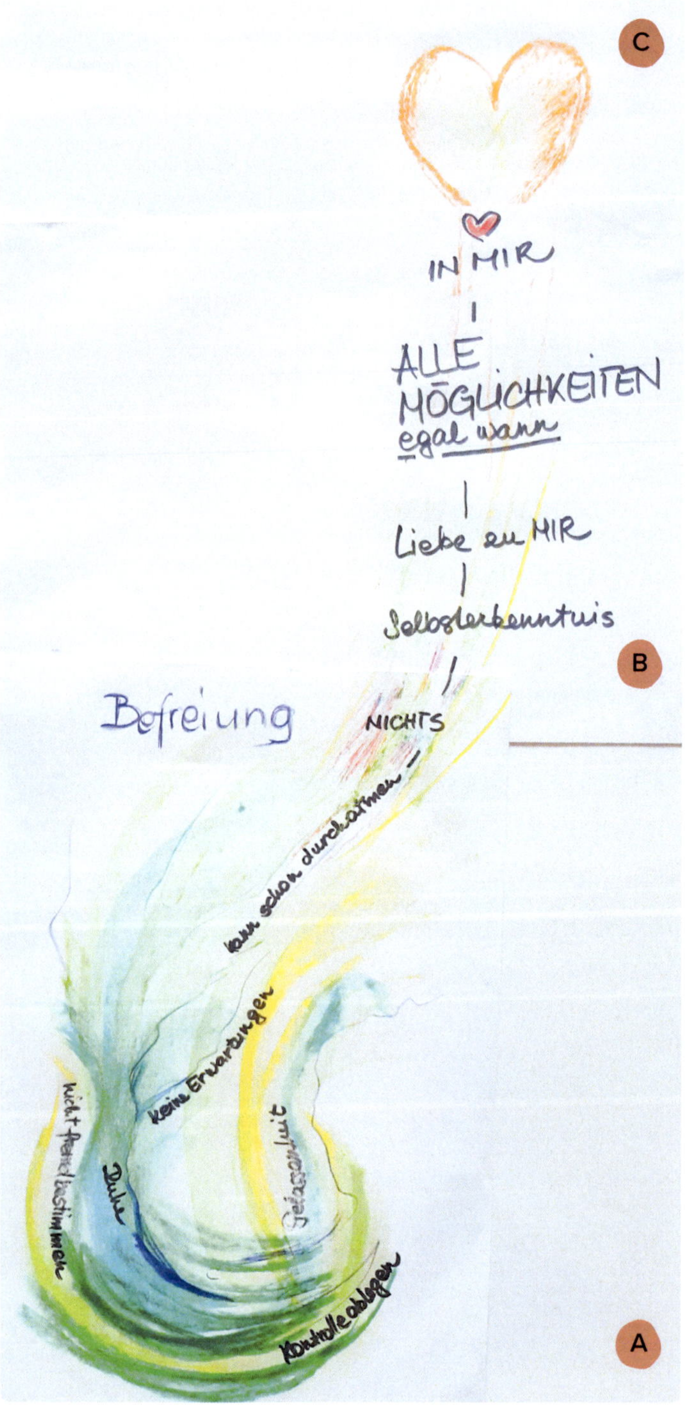

Technik: Aquarellstifte, Filzstift auf Papier

Die Bedeutung der Bild-Textbotschaft bespreche ich gemeinsam mit der Klientin

BESPRECHUNG ZU ZEICHNUNG 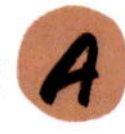

- Kontrolle abgeben
- Ruhe
- Nicht fremdbestimmt sein
- Gelassenheit
- Keine Erwartungen
- Kann schon durchatmen

BESPRECHUNG ZU ZEICHNUNG 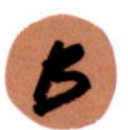

- Selbsterkenntnis
- Liebe zu mir
- Alle Möglichkeiten
- IN MIR

BESPRECHUNG ZU ZEICHNUNG 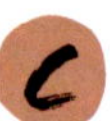

- Herzform als Zeichen für das ICH
  Meine Klientin formt für sich die Aussagen zu einer Botschaft.
- Ich habe meine Welt neu entdeckt
- Und werde mich von Gewohntem befreien

SCHLUSSBESPRECHUNG

Den Gedanken, wie ich die Freiheit erlangen kann, habe ich erstmals in dieser Arbeit gedacht. Der Blickwinkel auf die vielen Möglichkeiten, mich FREI zu fühlen.

Muss geändert werden – ich und mein Umfeld. Alles ist in MIR!

Schritt für Schritt werde ich mir meine Freiheit selbst gestalten.

EINZELTHERAPIE VARIATION

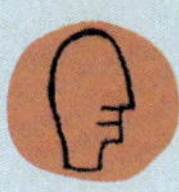

ANWENDUNGSBEREICH

Einzeltherapie

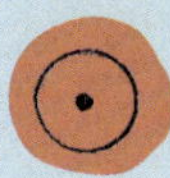

ZIEL DER METHODE

Förderung von Selbstvertrauen und Selbstaktualisierung. Wahrnehmung der Zeit als natürlichen Veränderungsprozess.

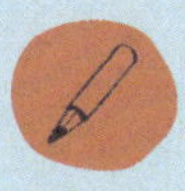

VORBEREITUNG/ MATERIAL THERAPEUTIN

Therapeutin: Gestaltung der Karten Größe: 20 x 8 cm beschriftet mit unterschiedlich besetzten Begriffen

Ölkreide,
Papier in der Größe 50 x 70 cm,
Bereitstellen von Acrylfarben,
Malpalette

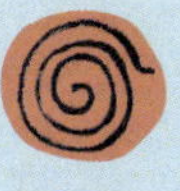

VARIATION

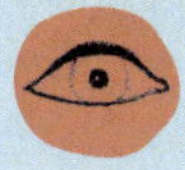

DURCHFÜHRUNG DER METHODE

Mit dem Einverständnis der Klientin – wir widmen uns zwei Therapiestunden.

Die Essenz der Bild-und Textbotschaft wird mit der Klientin besprochen und bearbeitet. Spontan fügt sie zu jeder Abbildung ihre Gedanken in schriftlicher Form dazu.

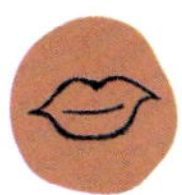

BEARBEITUNGSTECHNIK

Fragen der Klientin zu ihrer Befindlichkeit:

Wer bin ich? Bin ich tolerant gegenüber eines Familienmitglieds?

Wir besprechen gemeinsam die von mir vorgeschlagene Methode.

Meine Klientin beginnt mit der Aufgabenstellung. Sie wählt eine Karte und malt darunter ein Bild.

Ich „antworte" auf Ihre Aussage mit einer Karte und Zeichnung. Es einstehen 3 Abbildungen der Klientin, drei Abbildungen der Therapeutin.

Meine Frage an die Klientin:

Wie fühlen Sie sich jetzt, wenn Sie die Bildfolge betrachten? Bitte benennen Sie die Abbildung, die sie emotional besonders bewegt.

Die Antwort meiner Klientin:
MITEINANDER

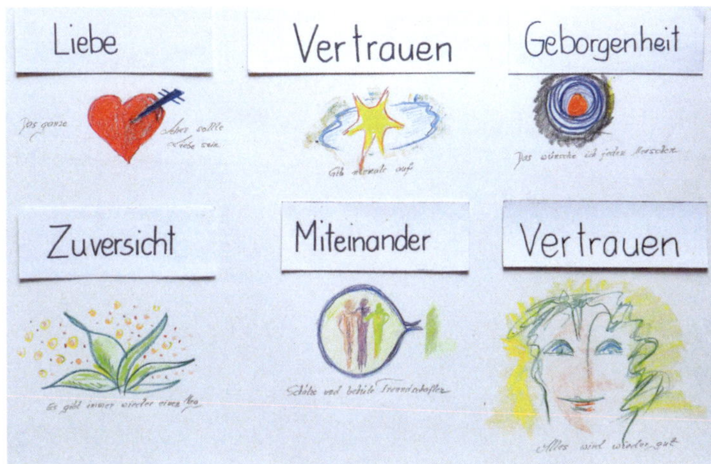

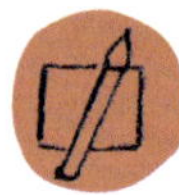

MATERIAL ZUR AUFGABENSTELLUNG 1/2/3

- DIN A3 Papier
- Farb- und Filzstifte
- Illustrierte

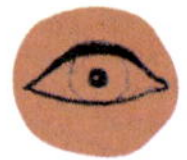

AUFGABENSTELLUNG ZUM THEMA: MITEINANDER 1

Auf ein DIN A3 Papier „Miteinander“ schreiben.

Klientin und **T**herapeutin
fügen gemeinsam Assoziationsbegriffe dazu.

- **K** >> Miteinander mit Freunden und Geschwistern
- **T** >> Miteinander ist Lebensfreude
- **K** >> Miteinander geht alles leichter
- **T** >> Miteinander ist Freiheit
- **K** >> Miteinander mit meinem Mann
- **K** >> Ich bin nicht allein
- **T** >> Miteinander ist Zufriedenheit
- **K** >> Sei dankbar dafür

Die Klientin formuliert ein dringendes Anliegen. Sie möchte gerne folgende Fragen anhand der Aufgabenstellung klären:

- Was ist in meinem Leben wichtig?
- Was hat sich für mich herauskristallisiert?
  ICH BIN NICHT ALLEIN

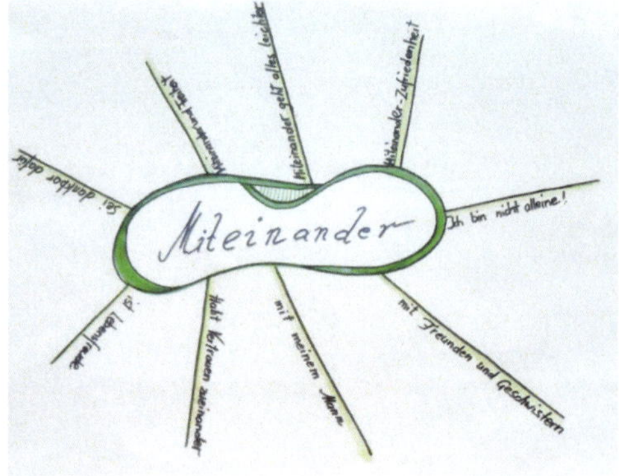

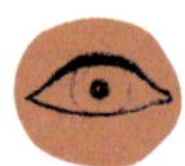

AUFGABENSTELLUNG ZUM THEMA: BIN ICH TOLERANT? 2

Ich bitte meine Klientin, sich die Frage zu stellen, die am Anfang so dringend war.
BIN ICH TOLERANT?

Mit der Technik Collage die entstandenen Gefühle ausdrücken.

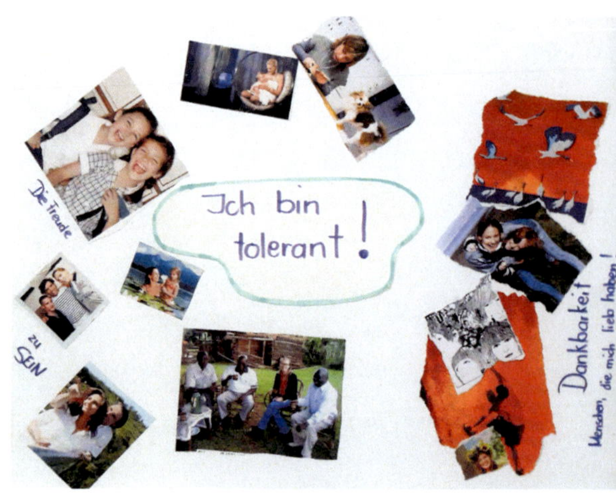

Ich bin tolerant!
Die Freude
zu SEIN
Dankbarkeit
Menschen, die mich lieb haben!

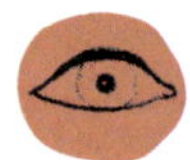

AUFGABENSTELLUNG ZUM THEMA: FAMILIENMITGLIED

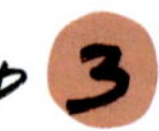

Eine Abbildung aus der Illustrierten kleben, die dem Familienmitglied Hildegard entspricht. Folgendes dazu schreiben:

Klientin:

A – Wie glauben Sie, sieht „Hildegard“ das Problem

B – Was möchten Sie Hildegard sagen?

C – Welche Gefühle möchten Sie ausdrücken?

Therapeutin:

D – In Bezug auf das Problem der Klientin.

Gemeinsame Besprechung der Aussagen.

A – Ich bin froh, dass es euch gibt.
Ohne euch wäre unser Leben nicht so schön.
Danke für alles, was ihr für uns macht.

B – Du gehörst zu unserer Familie.

C – Ich habe alles gern gemacht und
ich werde tolerant sein.
Ich bin stolz auf mich!

D – Ihre Schwiegertochter mag sie sehr,
sie kann es nur nicht zeigen.

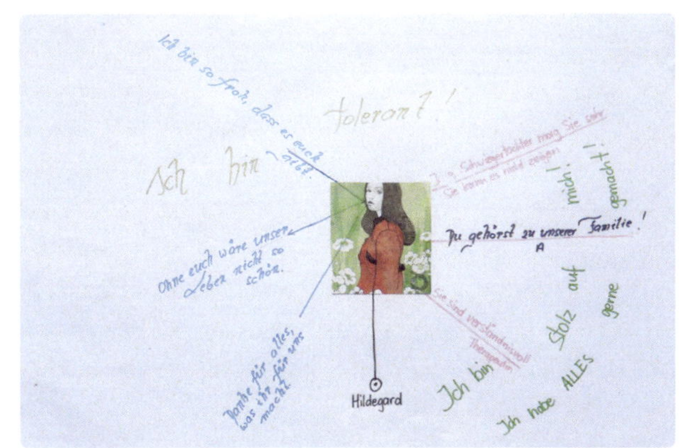

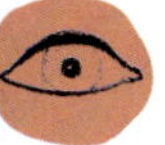

AUFGABENSTELLUNG ZUM THEMA: ICH BIN STOLZ AUF MICH 4

Ich schlage meiner Klientin vor, ein Bild zu gestalten, das ihren Ausdruck **„Ich bin stolz auf mich“** unterstreicht.

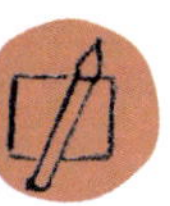

MATERIAL ZUM THEMA: ICH BIN STOLZ AUF MICH

- Festes Papier DIN A3
- Acrylfarben
- Lineal
- Passepartout

ARBEITSANWEISUNG ZUM THEMA: ICH BIN STOLZ AUF MICH

- Das Papier am oberen Rand festkleben.
- Auf das Papier unterschiedlich große Acryl-Farbtupfer verteilen – 4 unterschiedliche Farben.
- Das Lineal aufstellen und die Acrylfarben langsam von oben nach unten schieben.
- Zum Trocknen föhnen.
- Lieblingsausschnitt wählen und Passepartout – Karten gestalten.

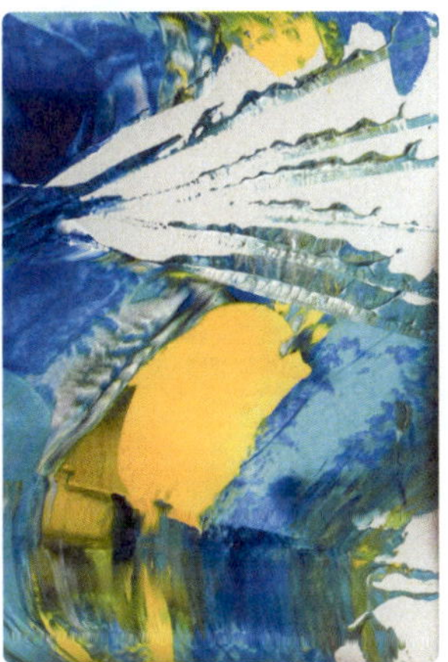
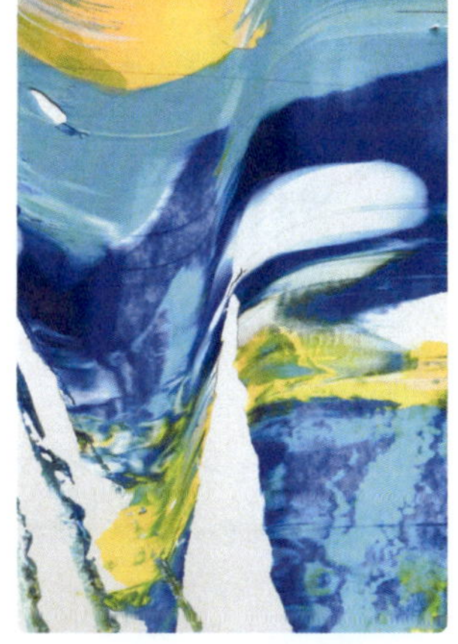
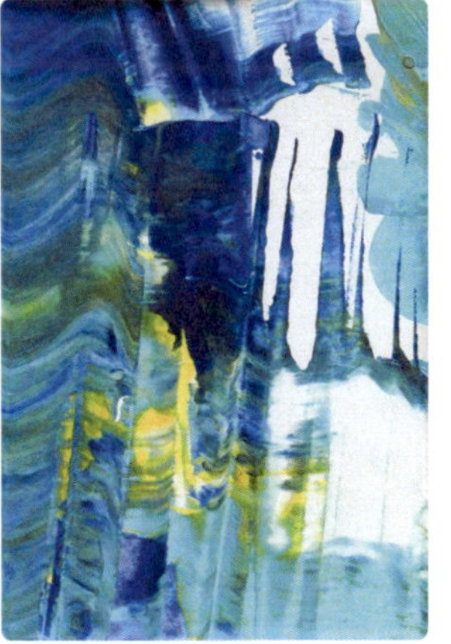
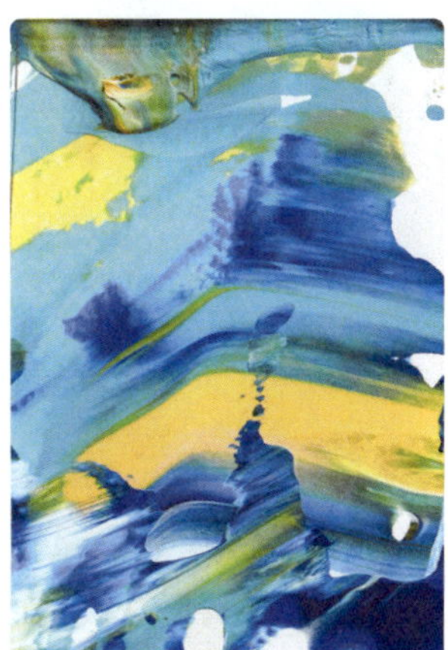

Technik: Acryl auf Papier

SCHLUSSBESPRECHUNG

Die Sitzung mit Ihnen war wunderbar. Vielen Dank!

Ich fühle mich sehr entspannt und bin gar nicht mehr so traurig. Die Passepartout – Bilder sind wirklich schön geworden. Sie bekommen einen Extraplatz in meinem Haus.

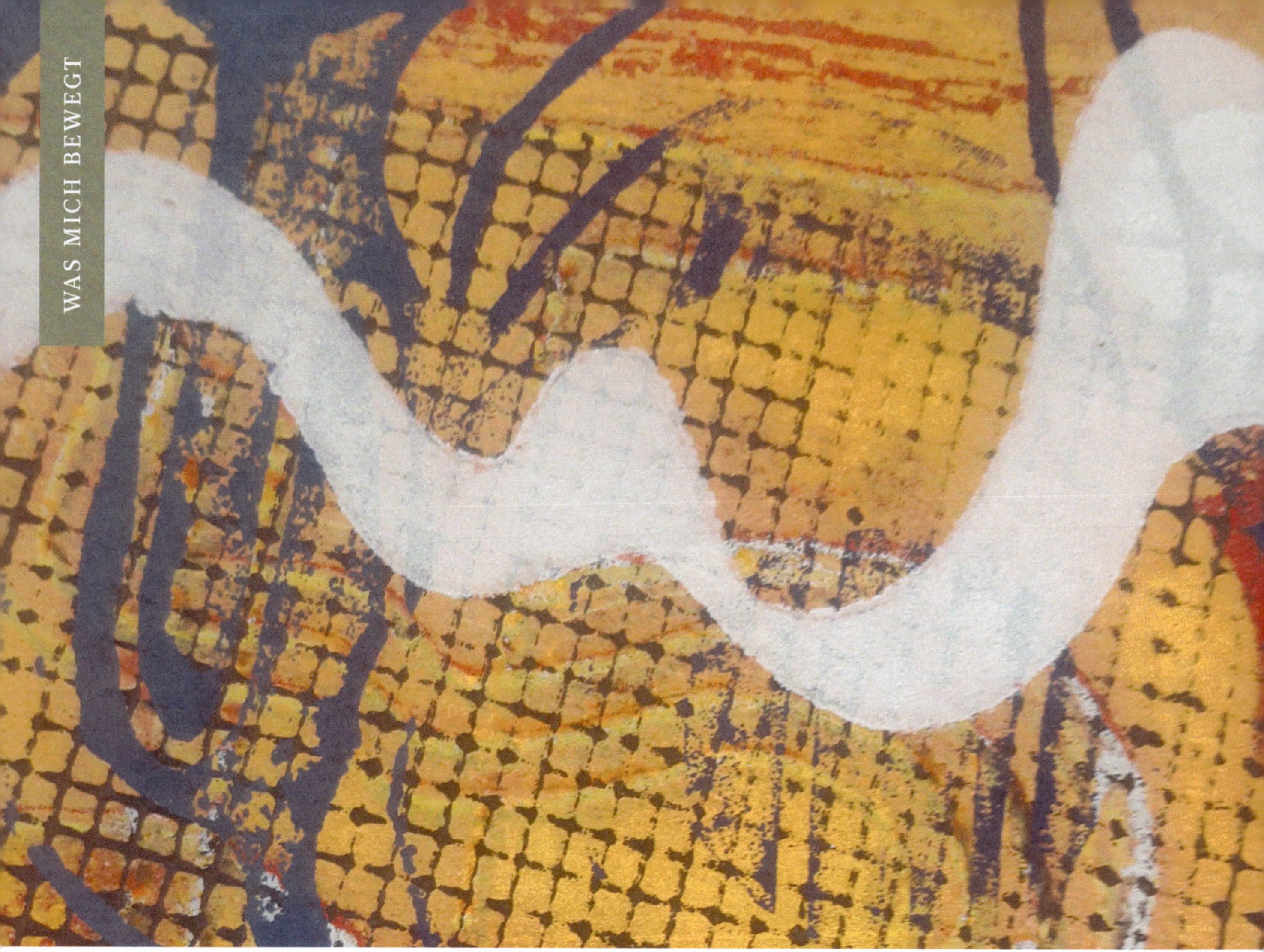

WAS MICH **BEWEGT**

THEMEN FÜR EIN THERAPIEGESPRÄCH

- Mein Weg
- Meine tiefe Sehnsucht
- Distanz und Nähe
- Mein inneres Kind
- Die Gegensätze in mir
- Zuversicht
- Mein Gefühlshaus
- Meine Wut

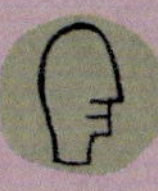

ANWENDUNGSBEREICH

Einzeltherapie

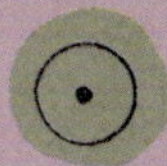

ZIEL DER METHODE

Erkennen der eigenen Lebens geschichte. Förderung der Identifikationsmöglichkeit. Ressourcenfindung.

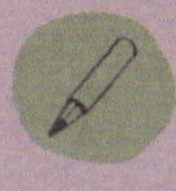

VORBEREITUNG/ MATERIAL THERAPEUTIN

DIN A3 oder DIN A4 Papier

Ölkreiden, Filzstifte
Ilustricrte
Schere, Klebstoff

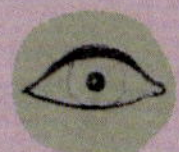

DURCHFÜHRUNG

Die Klientin wählt ein Thema, das sie momentan bewegt. Das spielerische, kreative Gestalten soll eine neue Sichtweise ermöglichen.

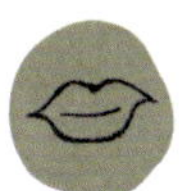

BEARBEITUNGSTECHNIK

Das Anliegen meiner Klientin ist die **WUT** auf ihre berufliche Situation. Das Ausgeliefertsein und die Fremdbestimmung. Ich bitte sie, diese Wutsituation als Collage umzusetzen.

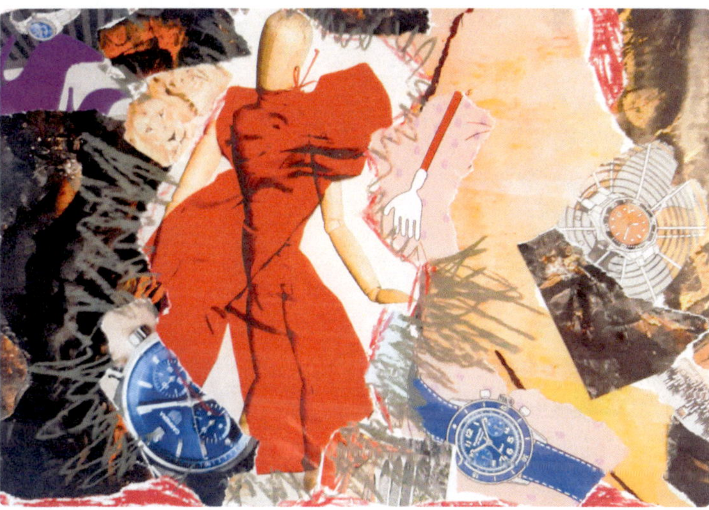

Technik: Collage

Wir betrachten das Bild gemeinsam. Meine Klientin äußert sich spontan. Das vor ihr liegende Bild bezeichnet sie als:

- Bedrohlich
- Verlorene Lebenszeit
- Beobachtung
- Löwe, der seine Beute betrachtet
- Meine Lebenszeit mit Füssen treten
- Den gesellschaftlichen Normen folgen
- Gefangen sein
- Funktionieren müssen

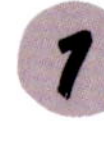

AUFGABENSTELLUNG / ARBEITSANWEISUNG

Für meine Klientin ist es wichtig, eine neue Perspektive zu finden.

Wir entscheiden uns für eine Zeichnung mit Ölkreide.

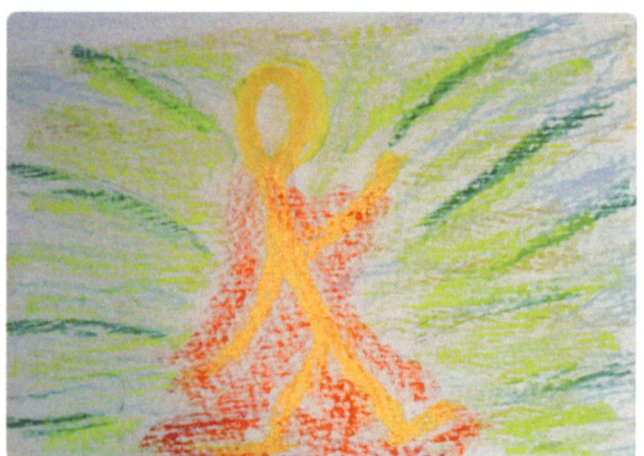

Technik: Zeichnung mit Ölkreide

Ich ermutige die Klientin, Dialog und Bezug zu den gegensätzlichen Figuren zu erklären.

- Hier ist die Figur leuchtend
- Das Schutzschild – Rot – bleibt und ist meine Ausstrahlung
- Die Farbe Gelb signalisiert Selbstbestimmung
- Grün hat mit Lebensfreude, mit der Lebendigkeit der Natur zu tun
- Die Figur hat Standhaftigkeit
  DAS BIN ICH

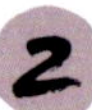

AUFGABENSTELLUNG / ARBEITSANWEISUNG THEMA: ICH SEIN

Nun lade ich meine Klientin ein, ein Bild zu Ihrem Thema **ICH SEIN** zu gestalten.

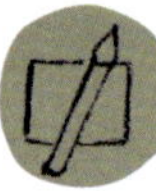

MATERIAL THEMA: ICH SEIN

- Kleiner Keilrahmen
- Acrylfarbe
- Holzteile (Festigung des Rahmens)
- Illustrierte
- Spachtel
- Effektpapier

ICH SEIN

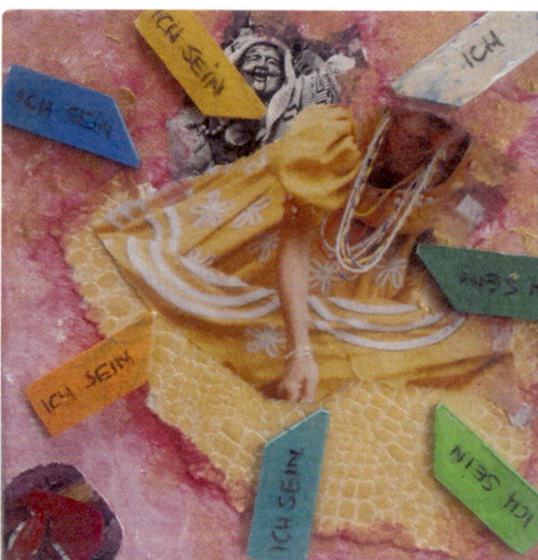

Technik: Collage

SCHLUSSBESPRECHUNG

Sie fühlt sich verbunden mit sich selbst.
Die Therapiestunde kommt ihr vor wie ein "kleines Wunder".

- Option, sich nichts gefallen zu lassen
- Der Löwe wird mich nicht mehr beobachten
- Ich werde mich abgrenzen
- Mein Kleid als Schutzschild
- Die Wut, in die Enge gedrängt, wird mich nicht mehr begleiten
- ICH BIN DIE PERSON, DIE ICH BIN

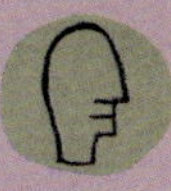

ANWENDUNGSBEREICH

Einzeltherapie

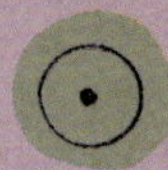

ZIEL DER METHODE

Erkennen der eigenen Lebensgeschichte. Förderung der Identifikationsgeschichte. Ressourcenfindung.

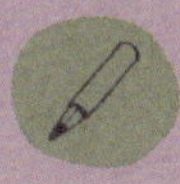

VORBEREITUNG/ MATERIAL THERAPEUTIN

- DIN A3 und DIN A4 Papier
- Ölkreide, Filzstifte
- Illustrierte
- Schere, Klebstoff

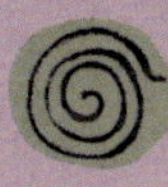

VARIATION

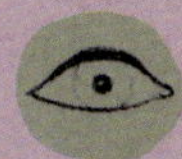

DURCHFÜHRUNG

Die Klientin entscheidet sich für ein Thema, das sie momentan bewegt.

Die aufgefürten Themen sollen den Zugang zu den Gefühlen aktivieren, die mit dem ausgewählten Thema in Verbindung gebracht werden.

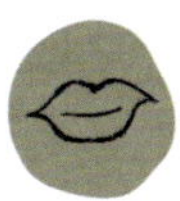

BEARBEITUNGSTECHNIK

Ich lade meine Klientin ein, im kreativen Tun eine neue Sichtweise für den Alltag zu entwickeln.

Sie möchte sich mit dem Thema **LEBENSFREUDE** beschäftigen.

Ihr Wunsch ist es, Ihre Lebensfreude mit Kreiden auszudrücken, weil für sie das Thema während des Malens Gestalt annehmen soll.

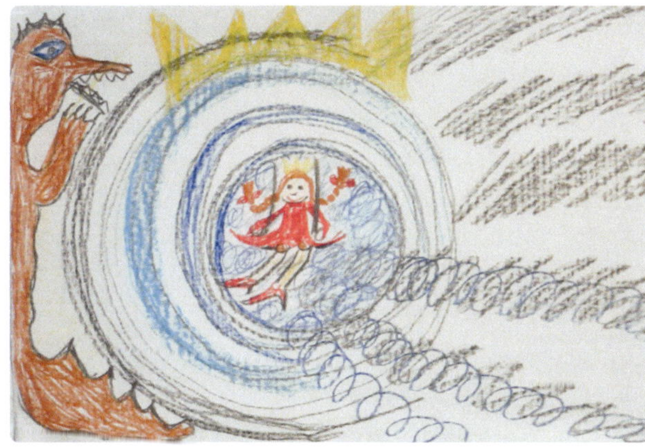

ZEICHNUNG 1

Wir besprechen ihre Zeichnung momentan nicht. Diese wird nur Zeichnung 1 genannt. Sie möchte, ihrem Wunsch entsprechend, ein neues Bild malen, das eine andere Sichtweise zulässt. Einige Möglichkeiten der Umsetzung werden von mir genannt.

Meine Klientin entscheidet sich für die folgende Variante.

AUFGABENSTELLUNG / ARBEITSANWEISUNG

„Wie würde das Kind schaukeln, wenn es nicht mit schwarzen Linien umgekreist wäre“?

Ich bitte Sie, diese Variante mit Kreiden zu malen. (Zeichnung 2)

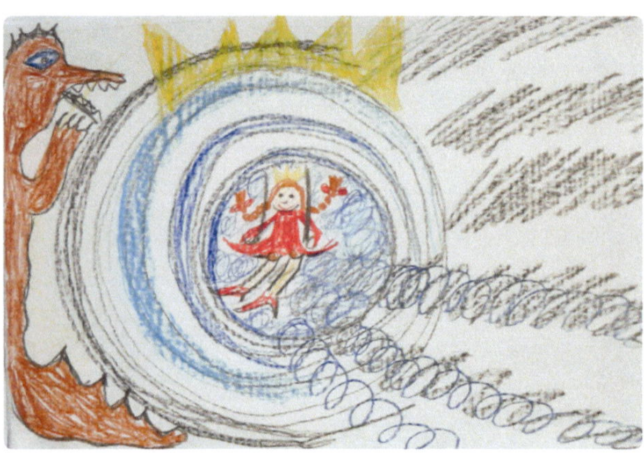

ZEICHNUNG 1

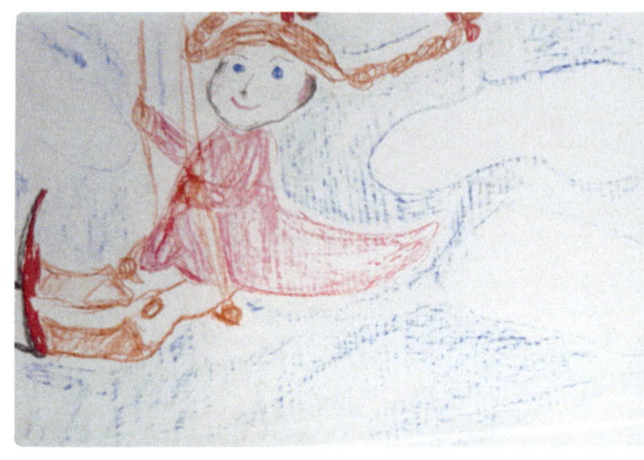

ZEICHNUNG 2

Jetzt möchte meine Klientin die beiden von ihr gemalten Bilder vergleichen.

ZEICHNUNG 1 signalisiert für sie:

- Grenze
- Gefahr
- Enge
- Wenig Bewegung
- Schuhe – klein und rot
- Bewegung
- Krone

ZEICHNUNG 2 signalisiert für sie:

- Stärkere Bewegung der Zöpfe
- Wind, leicht
- Knie offen, nicht bedeckt, damit Leichtigkeit und Freiheit, Lustgefühl
- Große rote Schuhe
- Himmel
- Weite

WICHTIG: Das Schaukeln des Kindes als Stabilität zur Gefahr.

AUFGABENSTELLUNG / THEMA: DAS HEILENDE

Die gezeichneten Bilder haben für die Klientin etwas Berührendes. Sie möchte das Heilende gestalten.

Das Heilende soll die Sensibilität mit Farben, Formen und Material enstehen lassen.

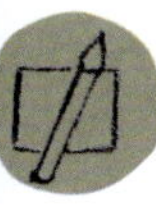

MATERIAL THEMA: DAS HEILENDE

- Kleiner Keilrahmen
- Acrylfarbe
- Illustrierte
- Klebstoff, Pinsel

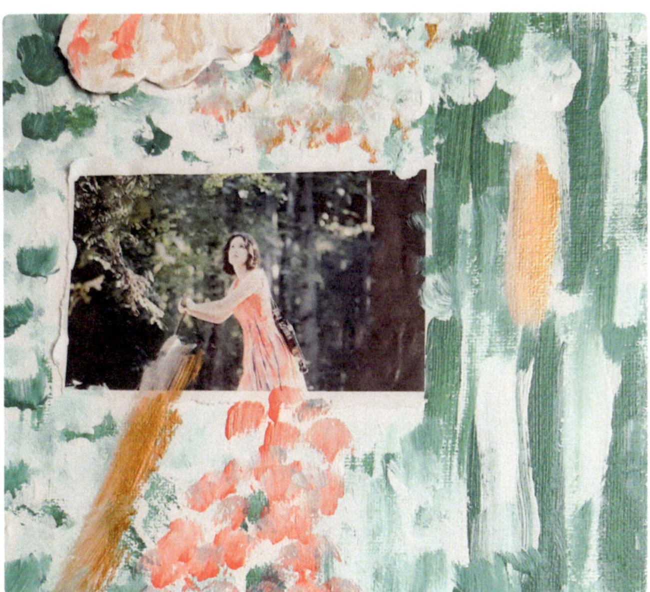

Technik: Collage, Acryl

SCHLUSSBESPRECHUNG

Meine Frage an die Klientin. Was überrascht Sie, wenn Sie das Bild jetzt anschauen?

- Die trüben Gedanken meiner Lebensfreude sind verschwunden
- Das Bild zeigt das Licht durch die Bäume
- Die Person ist gleichzeitig Licht, ist verbunden mit der Natur
- Licht ist die Schwerkraft
- **ICH** kann sie lenken
- Nur **ICH!**

EINZELTHERAPIE VARIATION

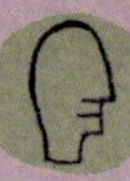

ANWENDUNGSBEREICH

Einzeltherapie

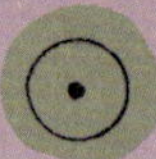

ZIEL DER METHODE

Erkennen der eigenen Lebensgeschichte. Förderung der Identifikationsgeschichte, Ressoursenfindung.

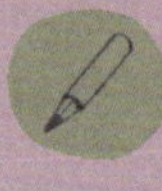

VORBEREITUNG/ MATERIAL THERAPEUTIN

DIN A3 und DIN A4 Papier
Ölkreide

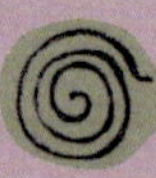

VARIATION

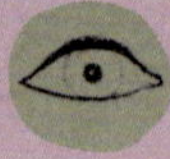

DURCHFÜHRUNG DER METHODE

Die Methode ist eine Möglichkeit, das Problem oder einen verborgenen Wunsch sichtbar zu machen, Die Wahl des Themas soll den Klienten zum Nachdenken anregen und kann somit bereichernd sein.

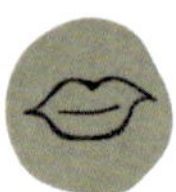

BEARBEITUNGSTECHNIK

Meine Klientin ist sehr interessiert und wählt spontan das Thema „**MEIN WEG**", das sie mit Ölkreide und Collage gestaltet.

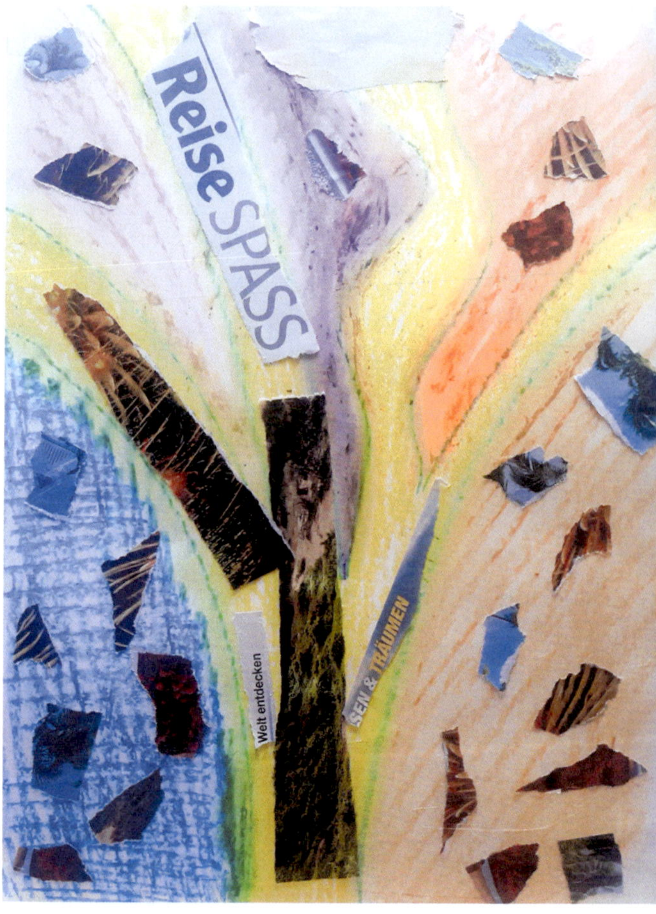

Die meisten gezeichneten Wege erscheinen ihr zu geradlinig. Ich bitte sie, den gelben geschwungenen Weg zu beachten, der nicht gestaltet ist.

Meine Frage: Hat dieser eine Bedeutung?

Die Klientin bejaht die Frage.

- Der Weg ist lebendig
- Anders, als die anderen
- Sicher der Weg, den ich noch nie gegangen bin.

Erneute Frage:
Was brauchen Sie, um neue Wege gehen zu können?
Meine Klientin wählt die Sonne als Energiespende, die sie malt und auf die Zeichnung legt.

AUFGABENSTELLUNG / ARBEITSANWEISUNG

Wir überlegen, wie die weiteren Wege aussehen könnten. Ich bitte meine Klientin, unterschiedliche Wege mit Ölkreide auf ein separates Papier zu malen und diese an die erste Zeichnung zu legen.

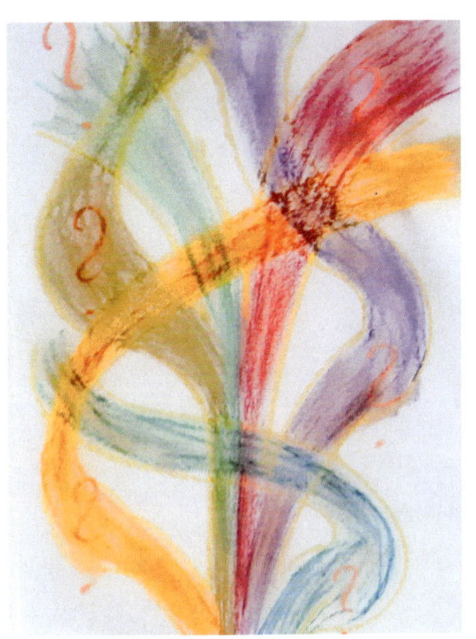

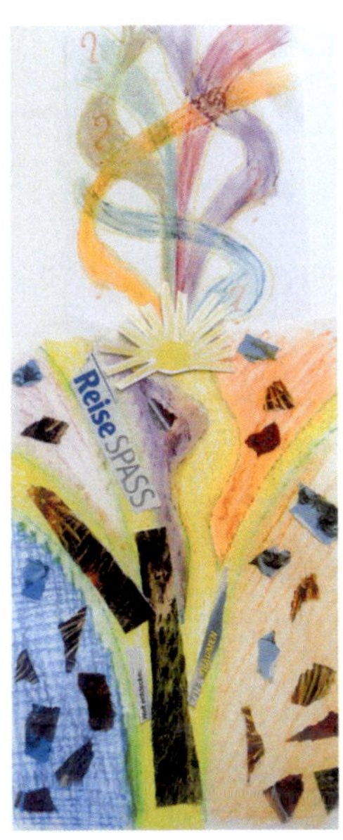

Meine Frage an die Klientin:
Was sehen Sie jetzt?
Gab es einen besonderen Moment bei der Entstehung des Bildes?

Die Klientin bejaht die Frage.

- Der Wunsch Neues zu erleben
- Wege und dann?
- Anst vor Ungewissheit
- Sehnsucht nach Veränderung
- Angst vor Entscheidungen
- An der Schwelle stehen
- Die Zeichnungen und meine Aussagen machen mich zwar neugierig, überfordern mich aber auch

- Die Sonne wird mein Energiespender sein, um die Wege zu erhellen und damit meinen spezifischen Weg zu finden
- Es ist mein Wunsch, NEUES zu erleben
- Die Vorfreude, auf das, was sein wird
- Meine Sehnsucht nach Veränderung

Die Klientin ist begeistert von ihrer Idee,die Sonne als **ZUVERSICHT** und **VERÄNDERUNG** zu interpretieren

Sie wählt dazu die Begriffe:

- Vorfreude
- Sicherheit und Mut
- Stärke und Kraft

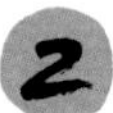

AUFGABENSTELLUNG THEMA: ZUVERSICHT UND VERÄNDERUNG

Im gemeinsamen Gespräch entscheiden wir, die Themen künstlerisch umzusetzen.

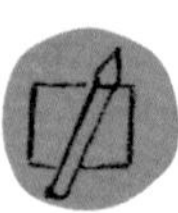

MATERIAL THEMA: ZUVERSICHT, VERÄNDERUNG

- Keilrahmen 30 x 40 cm
- Acrylfarbe
- Dicke Pinsel
- Flacher Besen (Baumarkt)

ARBEITSANWEISUNG THEMA: ZUVERSICHT UND VERÄNDERUNG

- Fläche mit Acrylfarben bemalen.
- Diese trocken föhnen.
- In 3 Becher je 1 cm hoch Arylfarben geben.
- Mit Wasser verdünnen Konsistenz wie flüssiger Honig.
- Die 3 Farben nebeneinander auf den Keilrahmen schütten – von links nach rechts.
- Mit einem speziellen flachen Besen die Farben bewegen, sodass sie ineinander fließen.

SCHLUSSBESPRECHUNG

Faszinierend, was aus den Worten „Mein Weg“ entstehen kann.

Mit dem Setting konnte ich selbst etwas bunt und kreativ sichtbar machen. Ihre Fragen gaben mir den Anstoß zur Klarheit, Motivation und Sicherheit. Das von mir gestaltete Bild hat sehr viel Spaß gemacht.
Alles ausgesprochen bereichernd. Nochmals vielen Dank!

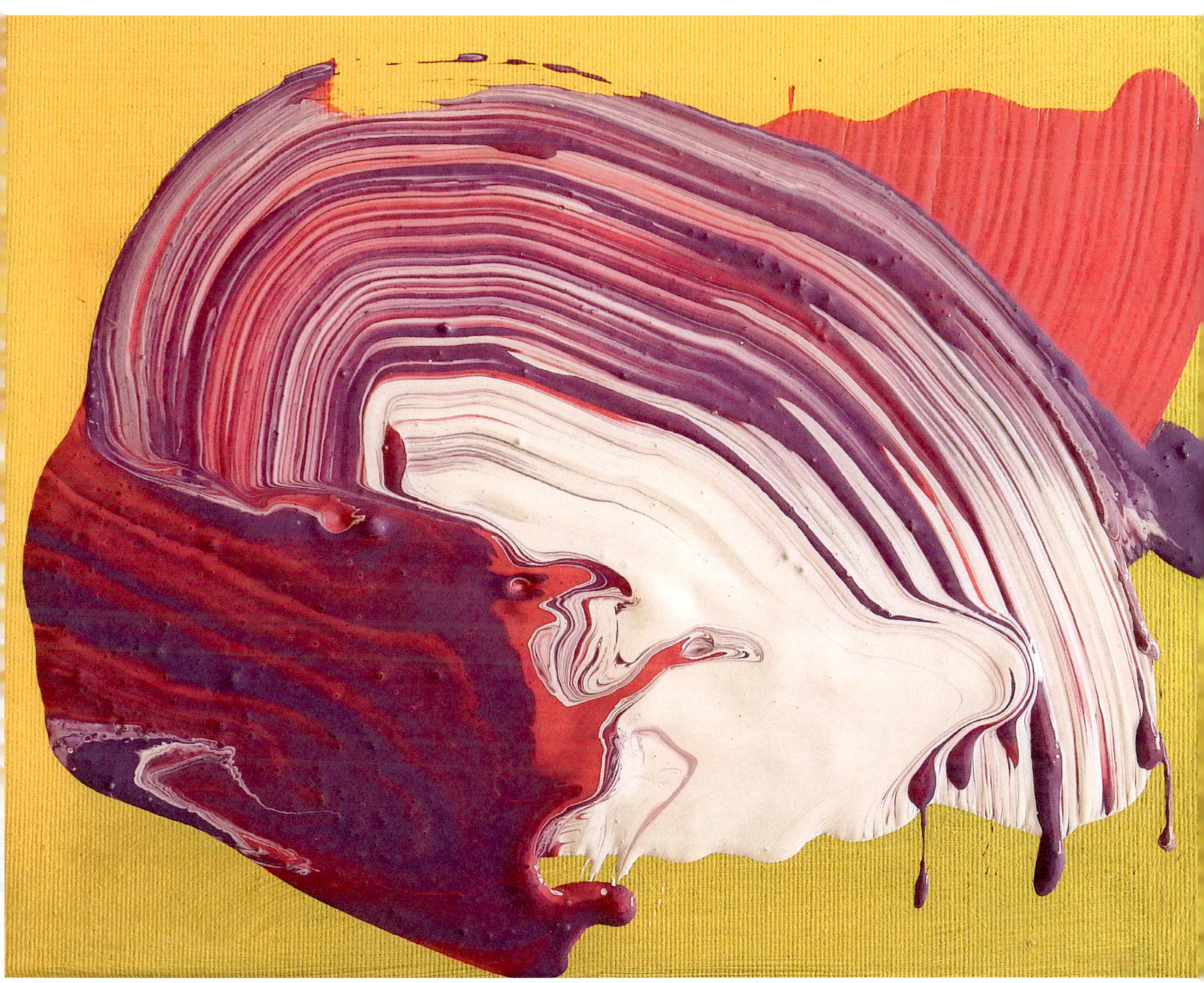

Technik: Acryl

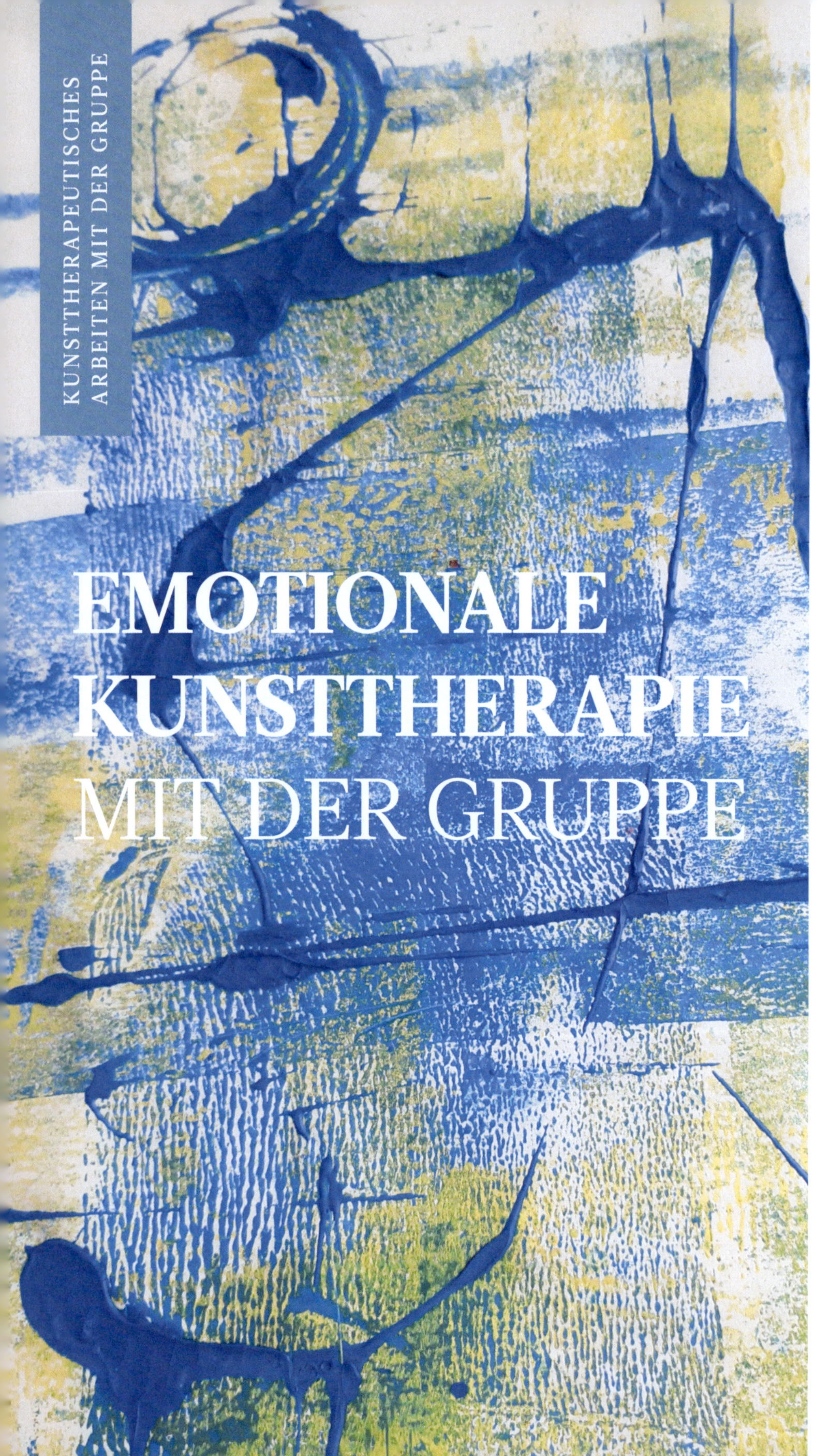

» VORTEILE

Soziales Lernen erfolgt hauptsächlich in Gruppen. Menschen mit ähnlichen Bedürfnissen können sich gegenseitig unterstützen und einander helfen.

Gruppenmitglieder können neue Rollen austesten, indem sie die Reaktionsweisen anderer sehen.

Gruppen sind ein Katalysator für die Entwicklung verborgener Begabungen und Fähigkeiten.

Gruppen können auf ökonomische Weise Sachkenntnisse ausnutzen, um mehreren Menschen zu helfen.

» NACHTEILE

Gruppen erfordern mehr Wendigkeit für den Therapeuten, da mehr Personen betroffen sind.

Dem einzelnen Gruppenmitglied kann weniger Aufmerksamkeit entgegengebracht werden.

Damit ist Vertrauen schwerer zu erreichen.

EIN APFEL FÄLLT VOM BAUM WAS VERBIRGT SICH DARIN

GRUPPENTHERAPIE

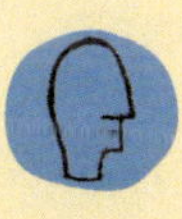

ANWENDUNGSBEREICH

Gruppentherapie

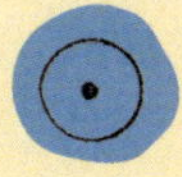

ZIEL DER METHODE

Förderung der Kommunikation und Kompetenz durch Erkennen der Lebensgeschichte.
Förderung von Zuversicht und Vertrauen.
Aktivierung der eigenen Kreativität.

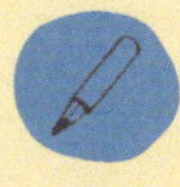

VORBEREITUNG/ MATERIAL THERAPEUTIN

- DIN A 4 Papier
- Ölkreiden
- Farbstifte
- Filzstifte

AUFGABENSTELLUNG

Gestaltung der Aufgabenstellung:
„Ein Apfel fällt vom Baum. Was verbirgt sich darin"

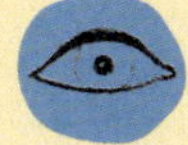

DURCHFÜHRUNG

Jede Teilnehmerin der Gruppe gestaltet auf einem DIN A4 Papier eine Zeichnung zu ihrem Thema.

Die Gefühle und Gedanken jeder Teilnehmerin zu ihrer Darstellung des Themas werden auf ein neues DIN A4 Papier notiert und der Gruppe vorgelesen.

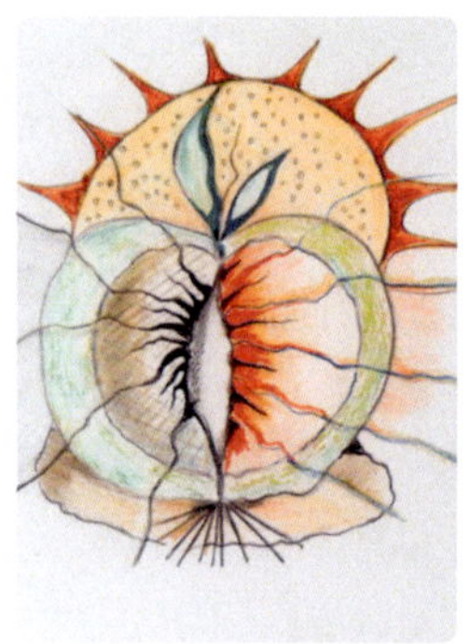

Technik: Zeichnung mit Farbstiften, Filzstift

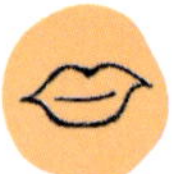

BEARBEITUNGSTECHNIK DER TEILNEHMERIN JOHANNA

Gedanken und Gefühle der Teilnehmerin Johanna

Nur noch ein Apfel hängt am Baum. Er ist neugierig und möchte gerne eine andere Position einnehmen. So spricht er zu sich selbst: „Ich bewege mich, bewege mich fester und lande sicher unbeschadet im Gras." Er hofft, dass alles was er will auch funktioniert.

Ein kleines Mädchen sieht den Apfel im Gras liegen und beginnt mit ihm zu sprechen. Der Apfel erzählt dem Mädchen seine Lebensgeschichte. Die guten Zeiten, aber auch die schlechten Zeiten. Das Mädchen ist von der Erzählung des Apfels fasziniert und berührt zärtlich die Apfelhälfte.

SCHLUSSBESPRECHUNG

Meine Frage an Johanna:
„Was hat die Geschichte mit Ihrer momentanen Befindlichkeit zu tun"?

Antwort von Johanna:
Ich denke, dass ich für mich einen neuen Weg finden muss und hoffentlich auch kann. Die Leichtigkeit des Seins hat mir schon oft eine Möglichkeit der Veränderung gezeigt. Allerdings muss ich momentan meinen inneren Kern streicheln.

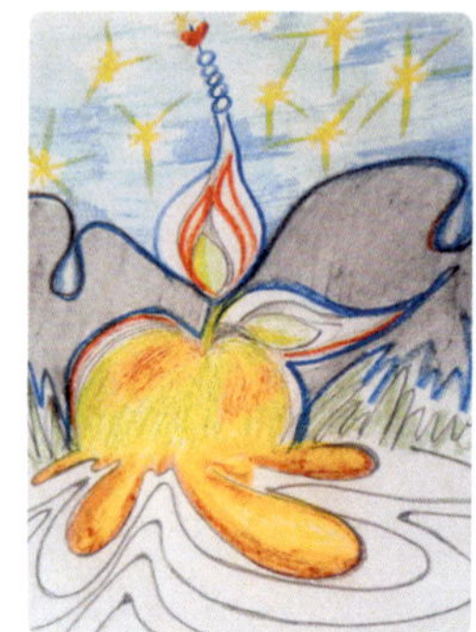

Technik: Zeichnung mit Ölkreide, Filzstifte

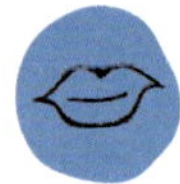

BEARBEITUNGSTECHNIK DER TEILNEHMERIN SABINE

Gedanken und Gefühle der Teilnehmerin Sabine

Es stürmt wie so oft im Herbst. Der Apfel fällt herunter und bleibt auf der Wiese liegen. Aber er war doch noch gar nicht reif. Nachdem die Wiese nass war und ich ihn noch nicht entdeckte, ist er jetzt nur noch halb brauchbar. Wahrscheinlich sind Würmer darin.

Erinnerung an meine Mama und an meine Tante. Beide sind gestorben. Apfelbaum als Verbindung zweier Menschen, die mir Kraft geben.
- Kraft des Apfels bis zu den Sternen
- Das Leben hinterlässt Spuren
- Mich interessiert jetzt der Zwischenraum
- Die Farbe Grau

SCHLUSSBESPRECHUNG

Eine Teilnehmerin stellt die Frage an Sabine: „Welche Farbe könnte dem Grau Gesellschaft leisten?"

Antwort von Sabine:
Die Farbe Gelb. Gelb in Bezug auf das Sein, zu den Sternen, zu meinem Leben. Ich weiß erst heute, dass meine Mutter ihre Wünsche nicht leben konnte. Sie hat es mich nie spüren lassen und war immer für mich da. DANKE!

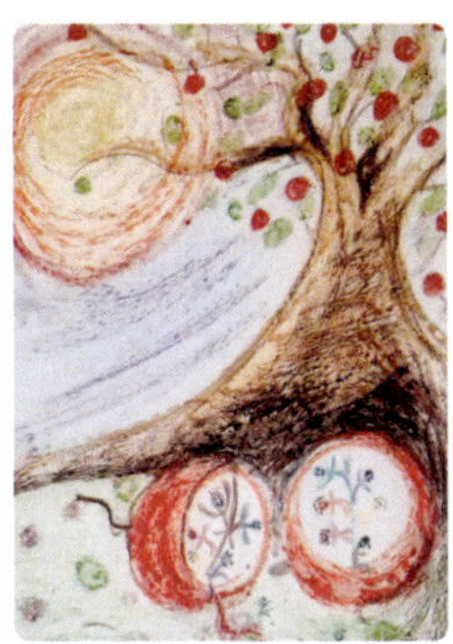

Technik: Zeichnung mit Ölkreide

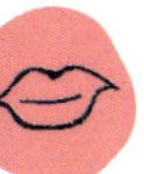

BEARBEITUNGSTECHNIK DER TEILNEHMERIN SILVIA

Gedanken und Gefühle der Teilnehmerin Silvia

Spätsommer, volle reife Äpfel. Ein Apfel löst sich langsam und schubst beim Fallen 4 Äpfel an. Er reißt einige Blätter und kleine Äste mit sich. Ein dumpfes Geräusch und er liegt auf einer satten Wiese mit vielen duftenden Blumen. Leider ist er auf einen Stein geplumpst und dabei entzwei gebrochen.

Der Apfelsaft tröpfelt etwas zur Erde und seine kleinen Kerne werden sichtbar. Leben, viel Leben steigt aus dem Apfelinneren hervor: fröhlich, erschreckend, übellaunig, starr und trotzdem voller Energie. Lachende Figürchen sind zu sehen. Einige steigen aus dem Apfel heraus, rutschen am Apfelsaft entlang.

SCHLUSSBESPRECHUNG

Meine Frage an Silvia:
„Wie ging es Ihnen beim Malen und Schreiben?"

Antwort von Silvia:
Viel Rundes und Verbindung zu Allen. Verständnis dafür, dass wir alle unseren Weg finden müssen. Manchmal verhindern Steine die Lösung. Ich bin ein Teil der ganzen Schöpferkraft. Nicht mehr und nicht weniger. Das muss ich mir immer wieder sagen.

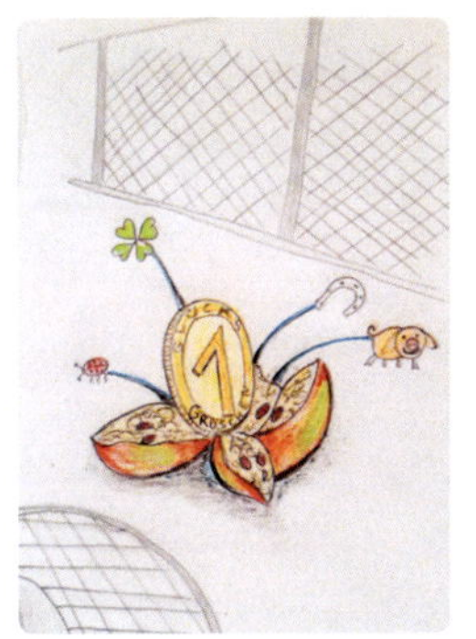

Technik: Zeichnung mit Farbstiften, Bleistift, Filzstift

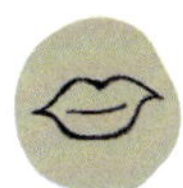

BEARBEITUNGSTECHNIK DER TEILNEHMERIN BRIGITTA

Gedanken und Gefühle der Teilnehmerin Brigitta

Der Apfel fällt auf den Gehsteig und zerplatzt. Im Apfel steckt ein Groschen. Wie kommt der da hinein? Lag der Groschen auf dem Gehsteig?
Mein Apfel hat mir den Glücksgroschen geschenkt.

Der Apfel und der Groschen bringen mir Glück im Neuen Jahr. Der Apfel fällt, zerplatzt, eine Überraschung. Ich deute es als Glücksgroschen. Die Apfelkerne bedeuten neuer Baum. Neue Werte entstehen.

SCHLUSSBESPRECHUNG

Die Teilnehmerinnen stellen Brigitta folgende Frage: „Was bedeutet der Zaun in deiner Zeichnung für dich?"

Antwort von Brigitta:
Er ist da! Aber der Zaun begrenzt mich nicht.
Ich wähle einfach eine andere Richtung.

STÄRKE-PROFIL

MEINE STÄRKEN

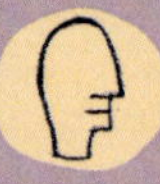

ANWENDUNGSBEREICH

Gruppentherapie

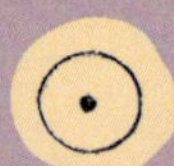

ZIEL DER METHODE

Förderung von emotional-ästhetischem Ausdrucksgeschehen. Resoursenfindung, Identitätsbildung.

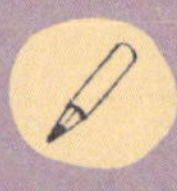

VORBEREITUNG/ MATERIAL THERAPEUTIN

- Papier DIN A4
- Tonpapier
- Filzstifte
- Farbstifte
- Klebstoff, Schere

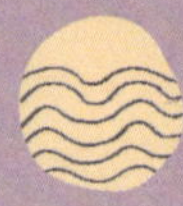

AUFGABENSTELLUNG

Die persönlichen Stärken schriftlich formulieren. Benennen der Stärke, die thematisiert werden soll.

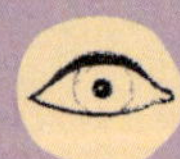

DURCHFÜHRUNG

- Zeichnen/Malen eines Baumes.
- Anhand der oben aufgeführten Fragen stellt jede Teilnehmerin eine Frage an die Gruppe.
- Die individuelle Antwort jeder Teilnehmerin auf eine dafür passende Tonpapierfarbe und Tonpapierform schreiben.
- Diese auf die Zeichnung des gemalten Baumes kleben und der Gruppe die Antwort vorlesen.

FRAGEN ZUM THEMA

Welche Stärke wollen wir besprechen?

A >> Was verstehst du unter dieser Stärke?
B >> Wann hast du diese Stärke zuletzt aktiviert?
C >> Was machst du, damit deine Stärke bemerkt wird?
D >> Welche Tätigkeiten gehören zu dieser Stärke?
E >> Wann hast du deine Stärke zum ersten Mal eingesetzt?
F >> Wie hat sich deine Stärke entwickelt?
G >> Ist dir an deiner Stärke etwas sehr wichtig?
H >> Wie fühlt sich deine Stärke an?
I >> Haben die anderen etwas von deiner Stärke?
J >> Ist diese Stärke typisch für dich?
K >> Wie willst du deine Stärke in Zukunft einsetzen?

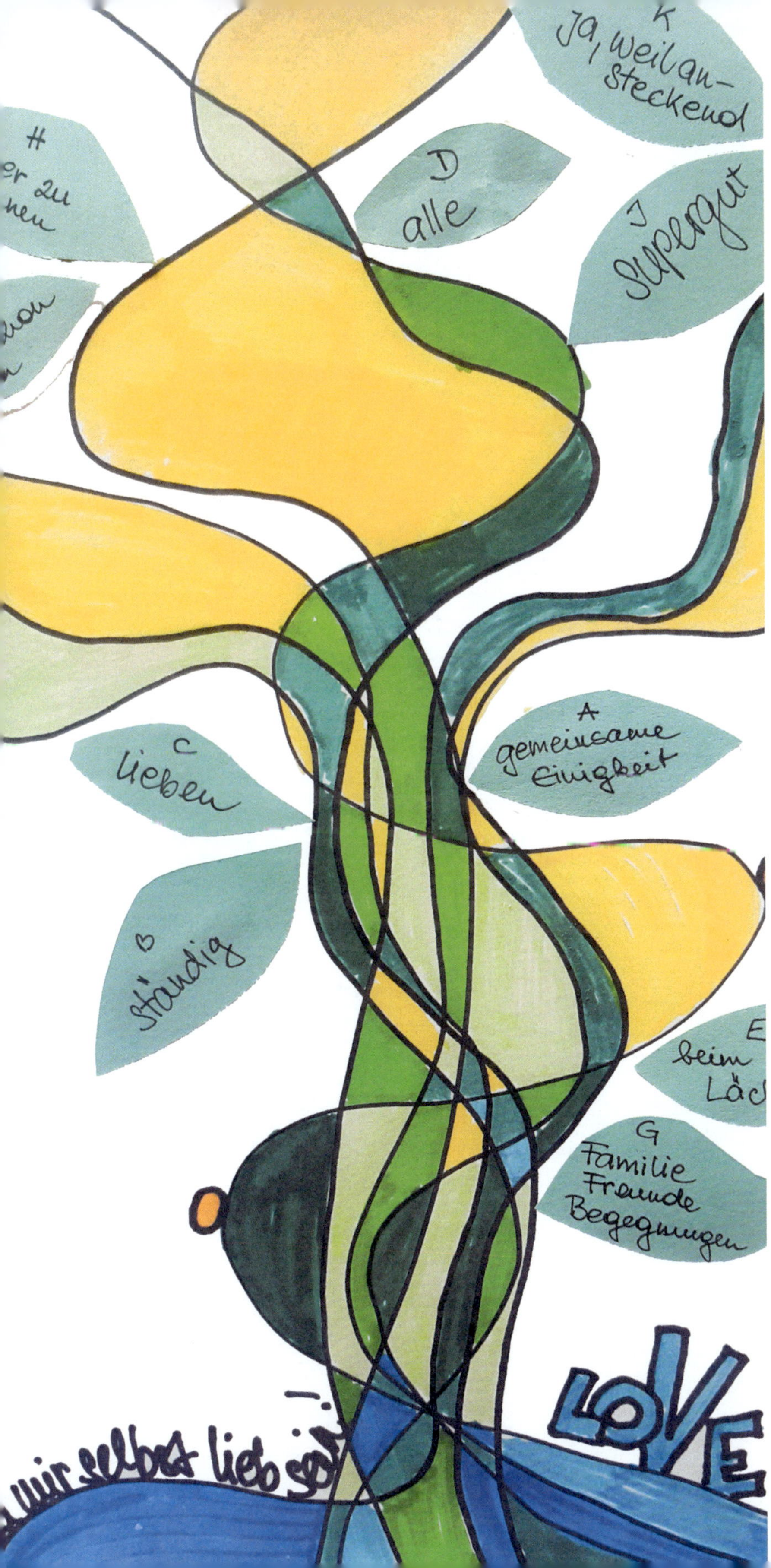

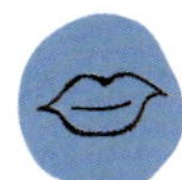

BEARBEITUNGSTECHNIK DER TEILNEHMERIN

BINE

Meine Stärken:

- Begeisterung
- Beständig sein
- Verlässigkeit
- Kreativität
- Gemeinschaftssinn
- Impulsiv
- Liebevoll
- Empathisch
- Humorvoll

Welche Stärke will Ich in Zukunft einsetzen? LIEBEVOLL

SCHLUSSBESPRECHUNG

Eine Teilnehmerin stellt die Frage an Bine:
Warum hast du „Liebevoll" fokussiert?

Antwort von Bine:
Ich möchte zu mir selber lieb sein. Zu meiner Familie, Freunden bin ich liebevoll. Warum nicht zu mir? Das möchte und werde ich ändern.

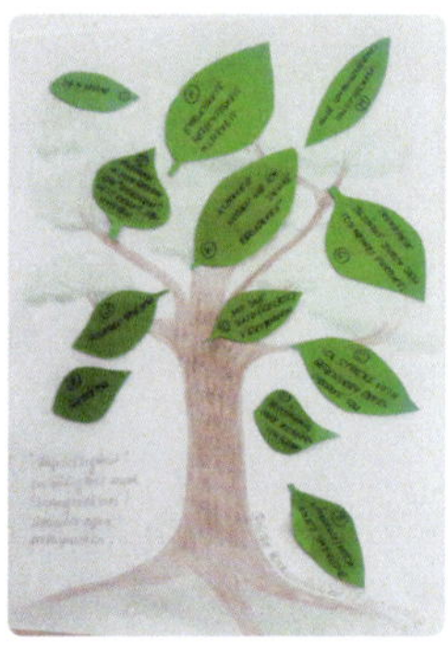

BEARBEITUNGSTECHNIK DER TEILNEHMERIN THAMARA

Meine Stärken:

- Empathie und Loyalität
- Flexibilität und Ausdauer
- kann vergeben, kann zuhören
- Spontanität
- Freude an kleinen Dingen
- Kreativität
- Anpassungsfähigkeit
- Selbstliebe
- Aufrichtigkeit

Welche Stärke will ich in Zukunft einsetzen?
AUFRICHTIGKEIT

SCHLUSSBESPRECHUNG

Meine Frage an Thamara:
„Was ist für Sie am wichtigsten"?

Antwort von Thamara:
Ehrliche Kommunikation ist mir wichtig. Die Aufrichtigkeit ist für mich die Fähigkeit, Unangenehmes, Störendes offen auszusprechen. Ich möchte mir selbst vertrauen!

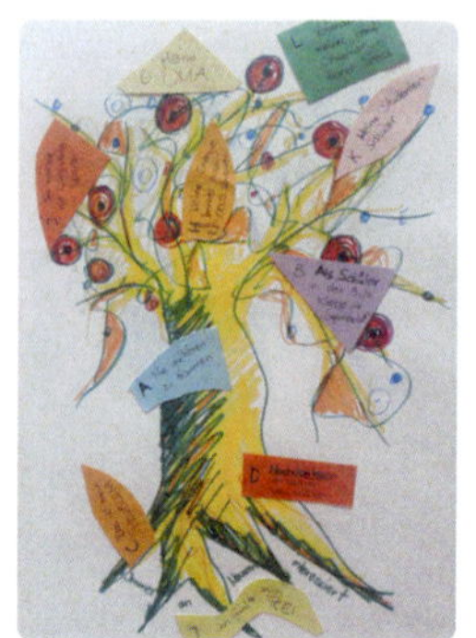

BEARBEITUNGSTECHNIK DER TEILNEHMERIN CHRISTEL

Meine Stärken:

- Kreativität auf vielen Gebieten
- Immer an Neuem interessiert
- Fantasie
- Einfühlungsvermögen
- Immer meinen Weg finden
- Menschen begeistern können
- Optimist
- Das Ästhetische lieben
- Interessante Gesprächspartnerin

Welche Stärke will ich in Zukunft einsetzen?
IMMER AN NEUEM INTERESSIERT

SCHLUSSBESPRECHUNG

Christel formuliert ihre Erkenntnis:
Ich möchte niemals so etwas wie Stagnation spüren. Es gibt so Vieles, was mich interessiert. Warum abwarten? Wissen ist der Schlüssel zu meinem Selbst.

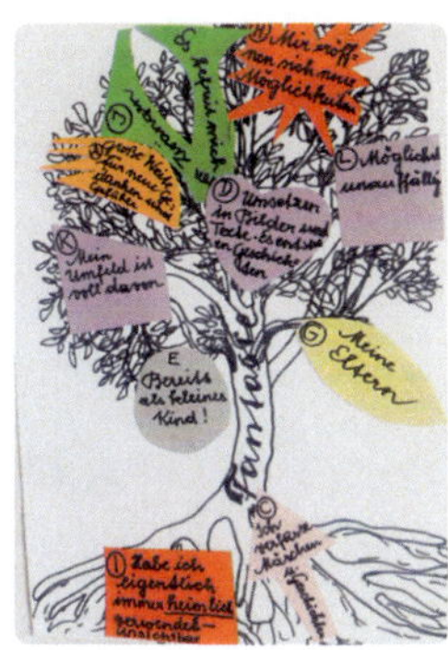

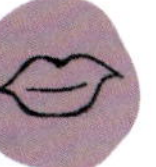

BEARBEITUNGSTECHNIK DER TEILNEHMERIN BRIGITTA

Meine Stärken:

- Logik, Organisation
- Fantasie
- Rasche Reaktion auf Veränderung
- Die Dinge reifen zu lassen
- Geduld
- Verständnis bis zur Selbstaufgabe
- Redegewandt

Welche Stärke will ich in Zukunft einsetzen?

FANTASIE

SCHLUSSBESPRECHUNG

Brigitta äußert sich zu ihrem Thema spontan:

„ Ich brauche die Fantasie zum Überleben".

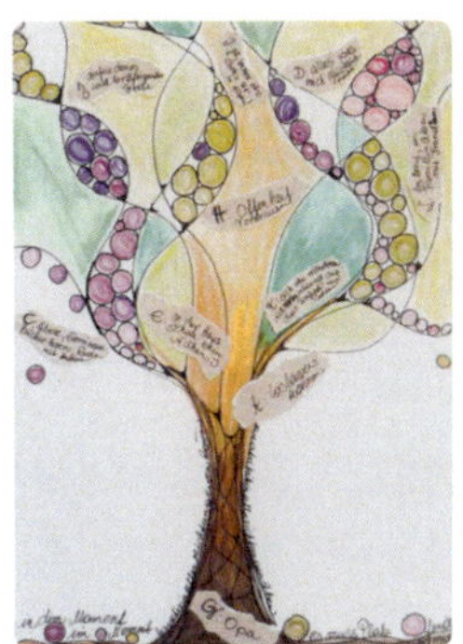

BEARBEITUNGSTECHNIK DER TEILNEHMERIN SILVIA

Meine Stärken:

- Gute Zuhörerin
- Sensibel
- Fröhlich
- Flexibel
- Kann begeistern und motivieren
- Kann Halt geben
- Hilfsbereit und sorgsam
- Gute Planerin
- Kreativ in alle Richtungen
- Natur liebend

Welche Stärke will ich in Zukunft einsetzen?

KREATIVITÄT IN ALLEN RICHTUNGEN

SCHLUSSBESPRECHUNG

Meine Frage an Silvia:

„Was verstehen Sie unter – kreativ in allen Richtungen"?

Antwort von Silvia:

Genau in einem speziellen Moment kreativ sein können. Ohne wenn und aber. Die Kreativität muss in mir Platz finden. Sie darf sich ausbreiten.

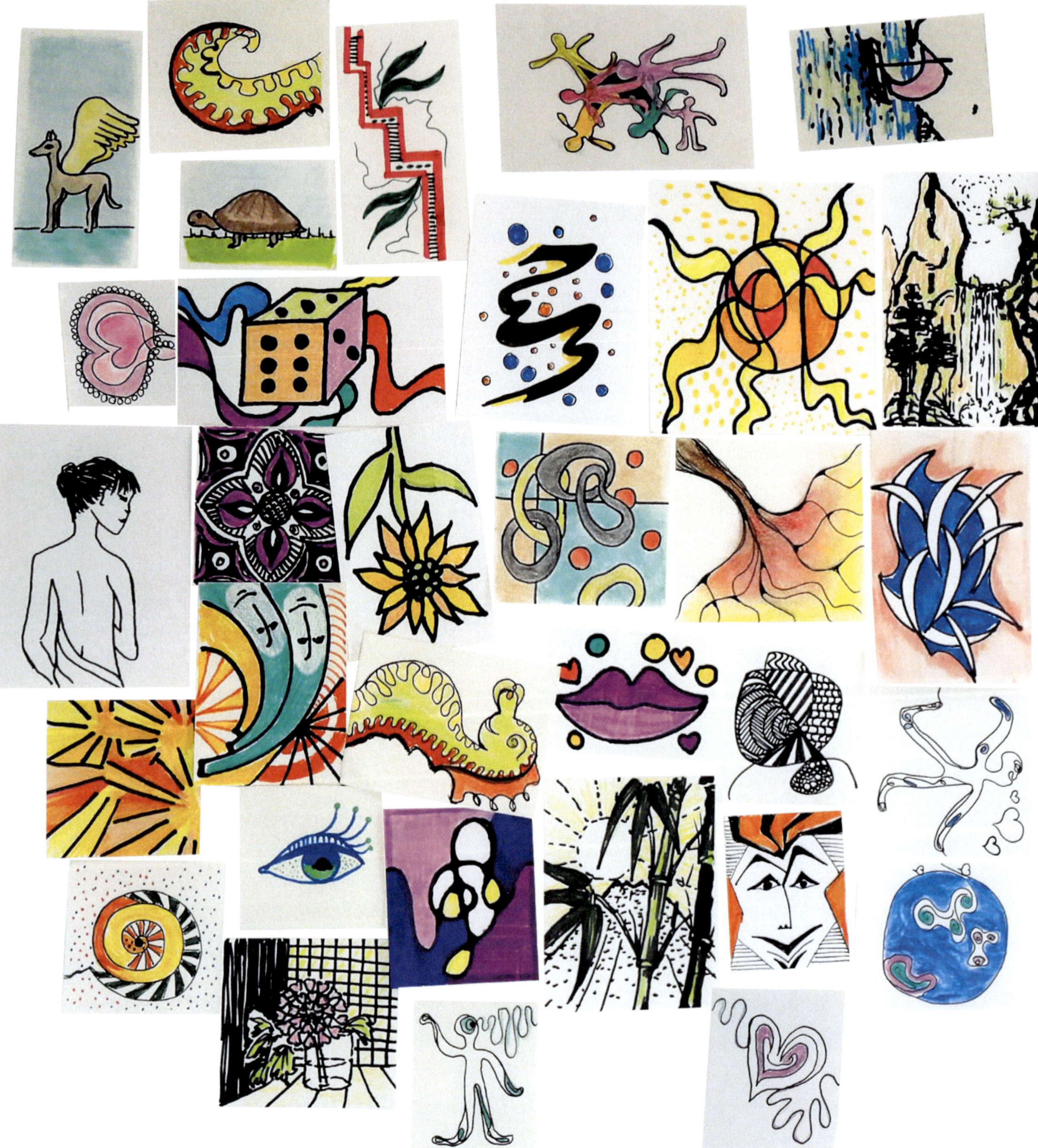

DAS MOSAIK

MITEINANDER FÜREINANDER ZUEINANDER

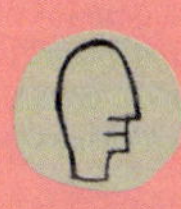

ANWENDUNGSBEREICH

Gruppentherapie

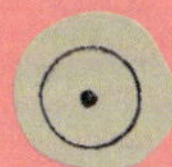

ZIEL DER METHODE

Flexibilisierung von Wahrnehmung, gezielte Aufmerksamkeitslenkung und Wertschätzung. Emotionales Ausdrucksgeschehen.

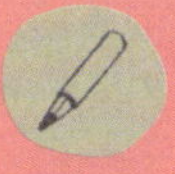

VORBEREITUNG/ MATERIAL THERAPEUTIN

- Karten in unterschiedlichen Größen z.B. 5 x 5cm, 6 x 8cm, 5 x 10cm, 5 x 7cm
- DIN A4 oder DIN A3 Papier
- Filzstifte
- Farbstifte
- Klebstoff

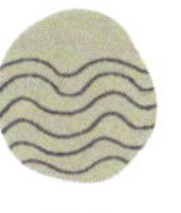

AUFGABENSTELLUNG UND DURCHFÜHRUNG

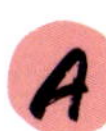

- Jede Teilnehmerin zeichnet oder malt auf 5 bis 6 Karten ihre Gestaltungsidee
- Die gestalteten Karten werden abwechselnd auf eine Papierfläche DIN A3 gelegt.

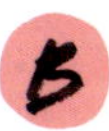

- Jede Teilnehmerin wählt die Karten aus, die momentan für sie eine besondere Bedeutung haben und klebt diese auf ein separates Blatt Papier.
- Die Gedanken und Gefühle der ausgesuchten Bildfolge notiert jede Teilnehmerin und teilt sie der Gruppe mit.

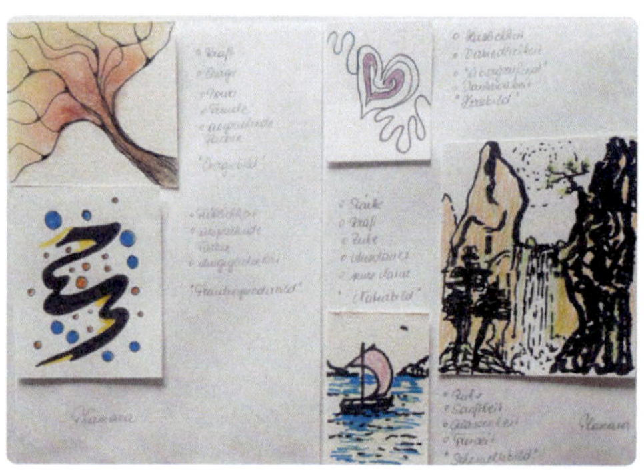

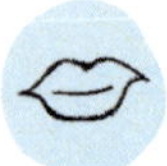

BEARBEITUNGSTECHNIK DER TEILNEHMERIN THAMARA

Bedeutung der Karten:

- Kraft und Energie
- Freude und Ruhe
- Ansprechende Farben
- Herzlichkeit
- Dankbarkeit (Herzbild)
- Ausdauer, Gelassenheit
- Sanftheit
- Fröhlichkeit
- Sehnsucht

Wertschätzung der Gruppe
Die Teilnehmerinnen schenken Tamara ein Bild der noch vorhandenen Mosaikkarten als positives Feedback!

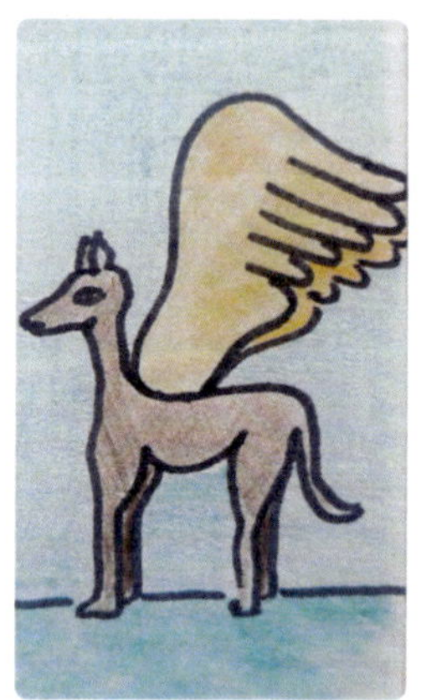

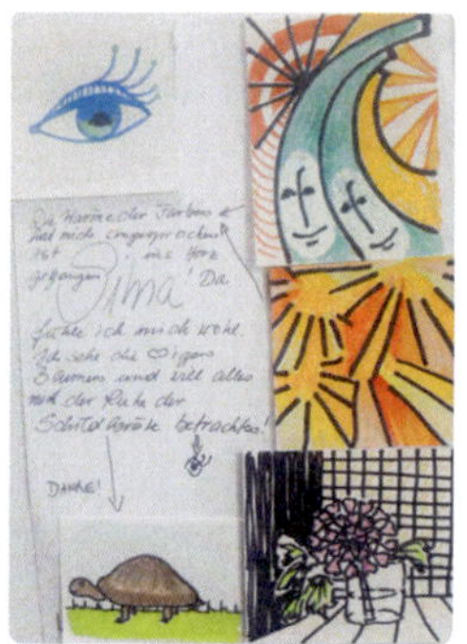

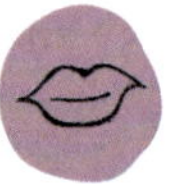

BEARBEITUNGSTECHNIK DER TEILNEHMERIN SILVIA

Bedeutung der Karten:

- Die Wärme der Karten haben mich angesprochen
- Fühle mich wohl
- Ins Herz gegangen
- Die sonnigen Blumen mit Ruhe einer Schildkröte betrachten
- Ich möchte DANKE sagen

Wertschätzung der Gruppe
Die Teilnehmerinnen schenken Silvia ein Bild der noch vorhandenen Mosaikkarten als positives Feedback!

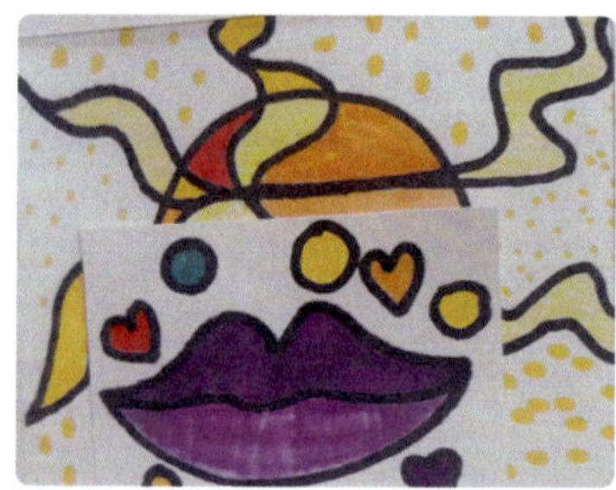

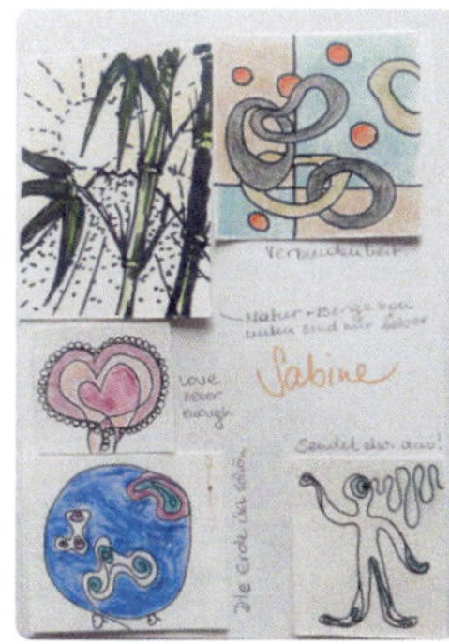

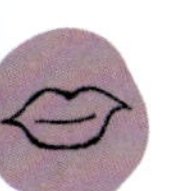

BEARBEITUNGSTECHNIK DER TEILNEHMERIN SABINE

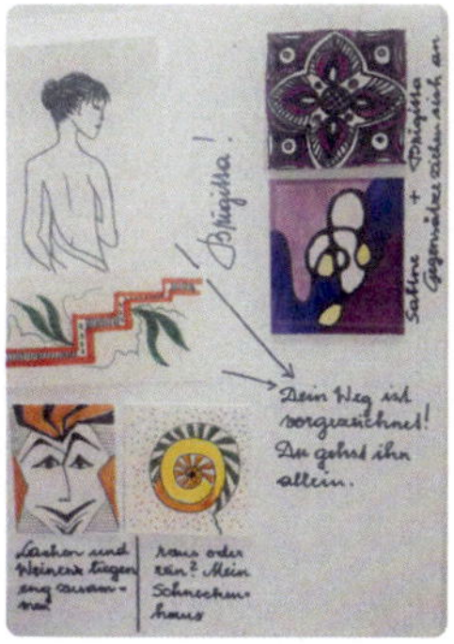

Bedeutung der Karten:

- Verbundenheit
- Love, never enough
- Die Erde ist schön
- Natur + Berge von unten, sind mir lieber
- Die Figur sendet etwas aus was?

Wertschätzung der Gruppe
Die Teilnehmerinnen schenken Sabine ein Bild der noch vorhandenen Mosaikkarten als positives Feedback!

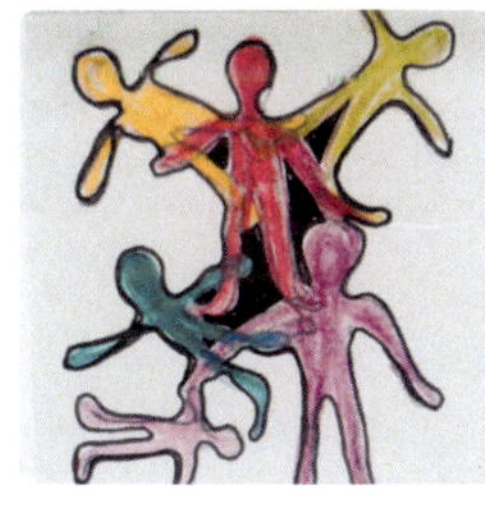

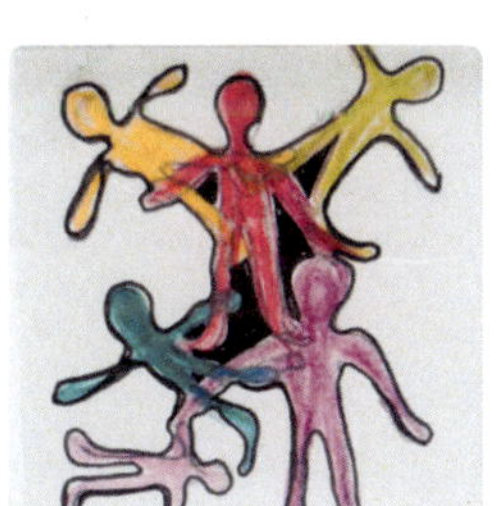

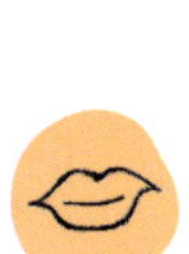

BEARBEITUNGSTECHNIK DER TEILNEHMERIN BRIGITTA

Bedeutung der Karten:

- Sabine und Brigitta – Gegensätze ziehen sich an
- Lachen und weinen liegen eng zusammen
- Raus oder rein?
- Mein Schneckenhaus
- Dein Weg ist vorgezeichnet! Du gehst ihn allein

Wertschätzung der Gruppe
Die Teilnehmerinnen schenken Brigitta ein Bild der noch vorhandenen Mosaikkarten als positives Feedback!

SCHLUSSBESPRECHUNG DER GRUPPE

- Super Gemeinsamkeit
- Überrascht über die Vielfalt
- Spaß und Freude
- Verbundenheit
- Zusammenhalt
- Die eigene Kreativität/Fantasie und die der Gruppe wahrnehmen

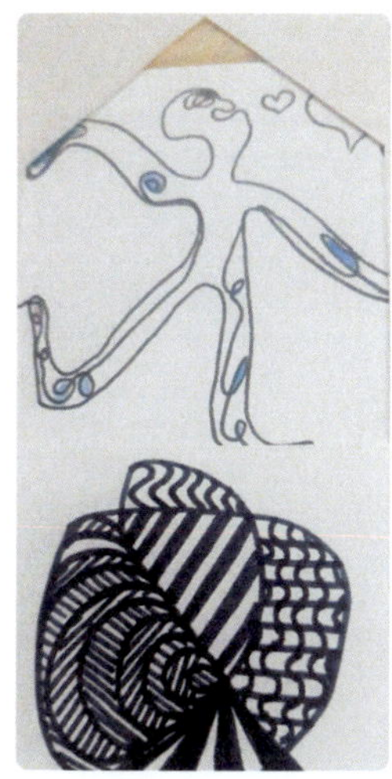

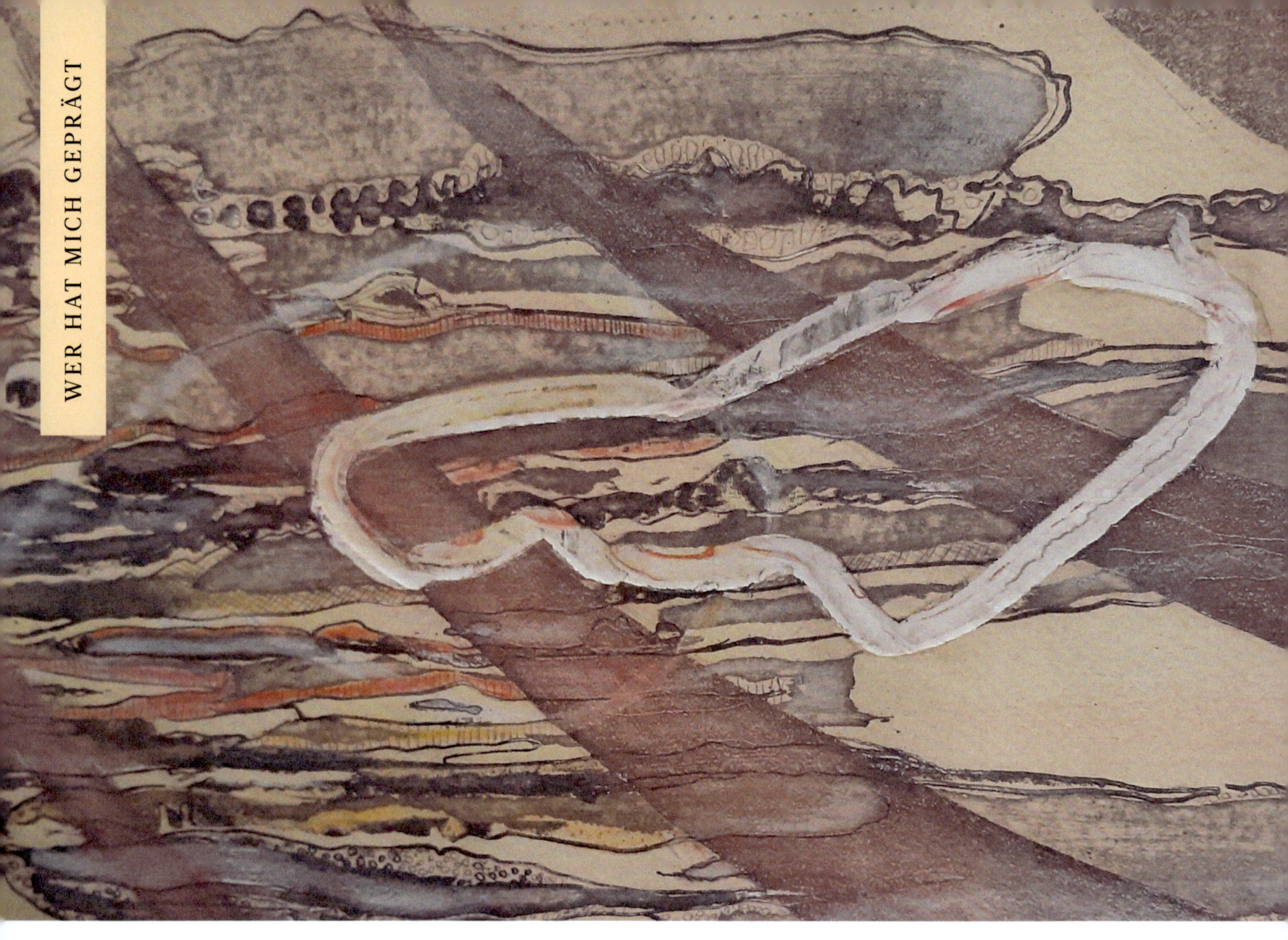

WER HAT MICH GEPRÄGT
PERSÖNLICHE ENTWICKLUNG

Ein **Metapher** in der Kunsttherapie ersetzt den gemeinten Begriff durch einen anderen Ausdruck. Er bildet in der Kunsttherapie eine bildhafte Darstellung für einen Begriff, Eigenschaft oder für ein Geschehen.

Es wird eine sprachliche Bedeutungsübertragung vollzogen. Zwei Bereiche werden miteinander verbunden, die im eigentlichen Sinne nicht zusammengehören.

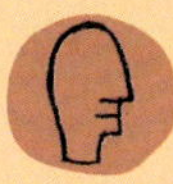

ANWENDUNGSBEREICH

Gruppentherapie

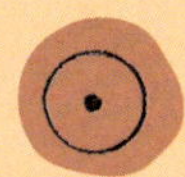

ZIEL DER METHODE

Förderung von Kommunikationskompetenz durch Wahrnehmung und gegenseitiges Verstehen. Perspektivenwechsel, Selbstwahrnehmung.

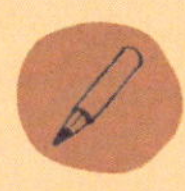

VORBEREITUNG/ MATERIAL THERAPEUTIN

- DIN A 4 Papier
- Farbstifte, Filzstifte

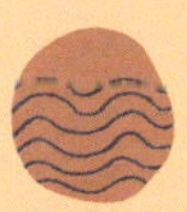

AUFGABENSTELLUNG

Die Personen, die uns geprägt haben, schriftlich festhalten.

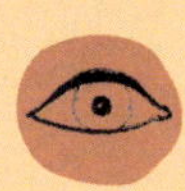

DURCHFÜHRUNG

- Die aufgeführten Personen als Metapher (siehe links erklärender Text) mit Farbstiften, Filzstiften oder Bleistift gestalten.
- Erklärungen der Zeichnung dazu fügen.
- Den Text und die Zeichnung der Gruppe erklären.
- Austausch mit den Gruppenteilnehmerinnen.

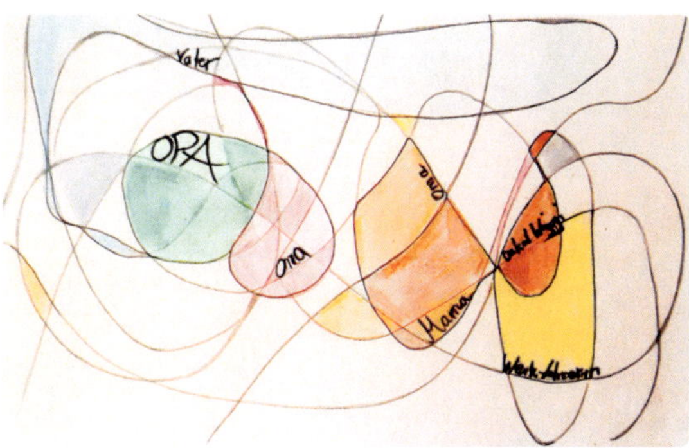

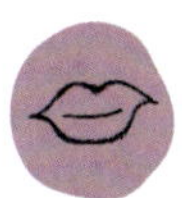

BEARBEITUNGSTECHNIK DER TEILNEHMERIN SILVIA

Erklärung der Zeichnung:

Opa: Abbildung Fels
- Immer für mich da, Sein dürfen
- Liebe zur Natur
- Zusammen malen und dichten

Oma: Abbildung Tropfen
- Enge & Freiheit
- Versorgung
- Ungeduldig, (über) genau
- Jähzornig, beleidigend
- Enge Bezugsperson

Mama: Abbildung Teppiche
- Anpassen
- Dankbarkeit wichtig

Onkel Wiggi: Abbildung Note
- Musik, Vielseitigkeit
- Besonders sein dürfen

Werklehrerin: Abbildung Vase
- Angenommen sein
- Förderung meiner handwerklichen Fähigkeiten, Fürsprecherin

SCHLUSSBESPRECHUNG

Meine Frage, die ich jeder Teilnehmerin der Gruppe stelle: „Was habe ich durch die Prägung der aufgeführten Personen für mein Leben gelernt?“ „Wie nehme ich mich jetzt wahr?“

AUSSAGE SILVIA

Leben im Lebensfluss • Zusammensein in meinem Herz • nah bei Menschen sein • Ehrlichkeit und Vertrauen

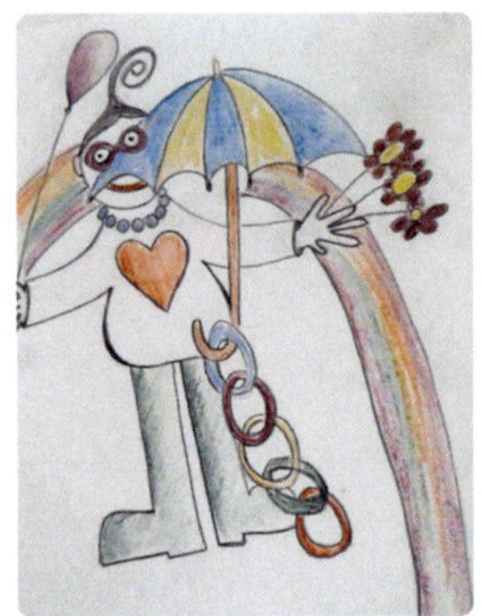

BEARBEITUNGSTECHNIK DER TEILNEHMERIN SABINE

Erklärung der Zeichnung:

Eltern: Abbildung Kette

- Zusammenhalten
- Verlässlich

Mama: Abbildung Regenschirm

- Familie bewahren

Papa: Abbildung Hände

- Blöder Schmäh ist nie zu blöd

Oma: Abbildung Regenbogen

- Herzlich, bunt fröhlich

Nuhi: Abbildung Stiefel

- Erdung
- Heilung

Sarah: Abbildung Herz

- Die große Liebe meines Lebens

Gigsi: Abbildung Kopf

- Selbstwert in der Kunst
- Mein Leben und Gedanken sortieren

AUSSAGE SABINE

Easy, fröhlich und positiv • den Überblick bewahren

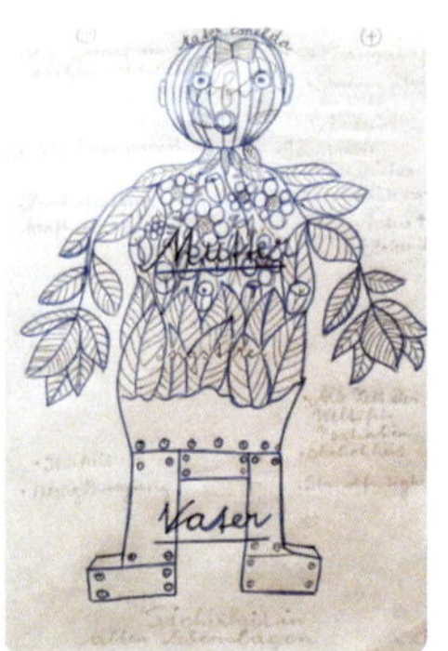

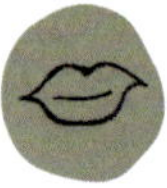

BEARBEITUNGSTECHNIK DER TEILNEHMERIN BRIGITTA

Erklärung der Zeichnung:

Mater Emeralda: Abbildung Kopf

- Wissenschaft
- Staunen über die Welt
- Neugier

Mutter: Körper

- Durchsetzungskraft
- Liebe zur Natur und zu Büchern
- Fantasie
- Selbstbezogenheit

Vater: Abbildung Beine

- Sturheit
- Wenig Bewegung
- Ehrlichkeit
- Standfestigkeit
- Alle Zeit für Vorhaben

AUSSAGE BRIGITTA

Meine prägenden Gestalten waren • ausschließlich Mutter, Vater und • Mater Emeralda • Sehr viel in der Vergangenheit, aber wirksam bis heute • Sicherheit in allen Lebenslagen

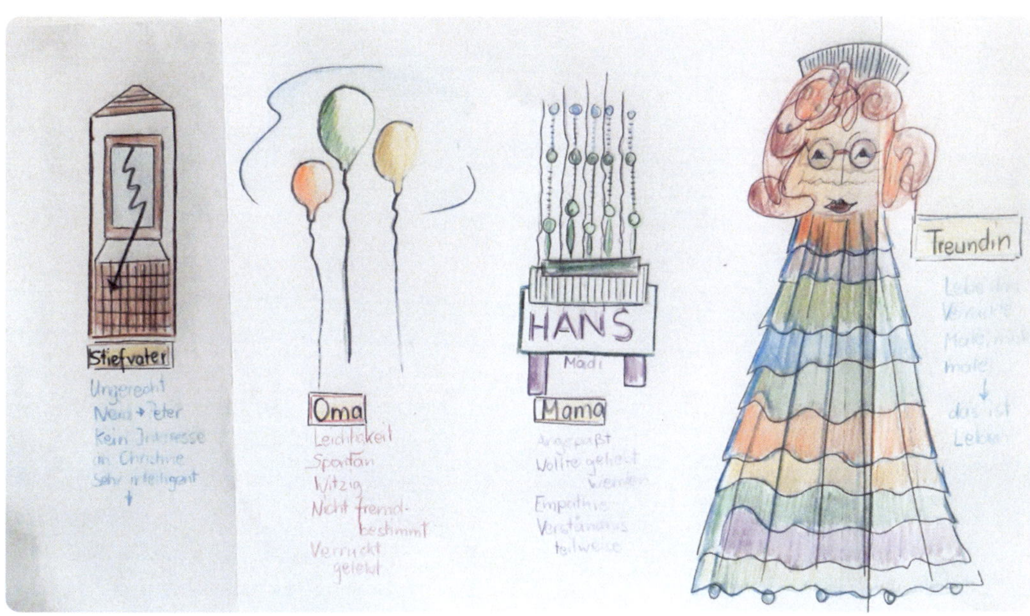

BEARBEITUNGSTECHNIK DER TEILNEHMERIN CHRISTEL

Erklärung der Zeichnung:

Stiefvater: Abbildung Fenster und Blitz

- Ungerecht
- Neid, Sohn Peter
- Kein Interesse an Christel
- Sehr intelligent

Oma: Abbildung Luftballon

- Leichtigkeit
- Spontan
- Witzig
- Nicht fremdbestimmt
- Verrückt gelebt

Mama: Abbildung Wort Hans im Vordergrund

- Angepasst
- Wollte von Hans geliebt werden
- Empathie
- Verständnis nur teilweise

Freundin: Abbildung Person

- Lebe das Verrückte
- Male, male, das ist Leben

AUSSAGE CHRISTEL

Ich habe gelernt zu kämpfen • Das Leben als Geschenk gesehen • Meine Begabungen umgesetzt • Immer meinen Weg gegangen

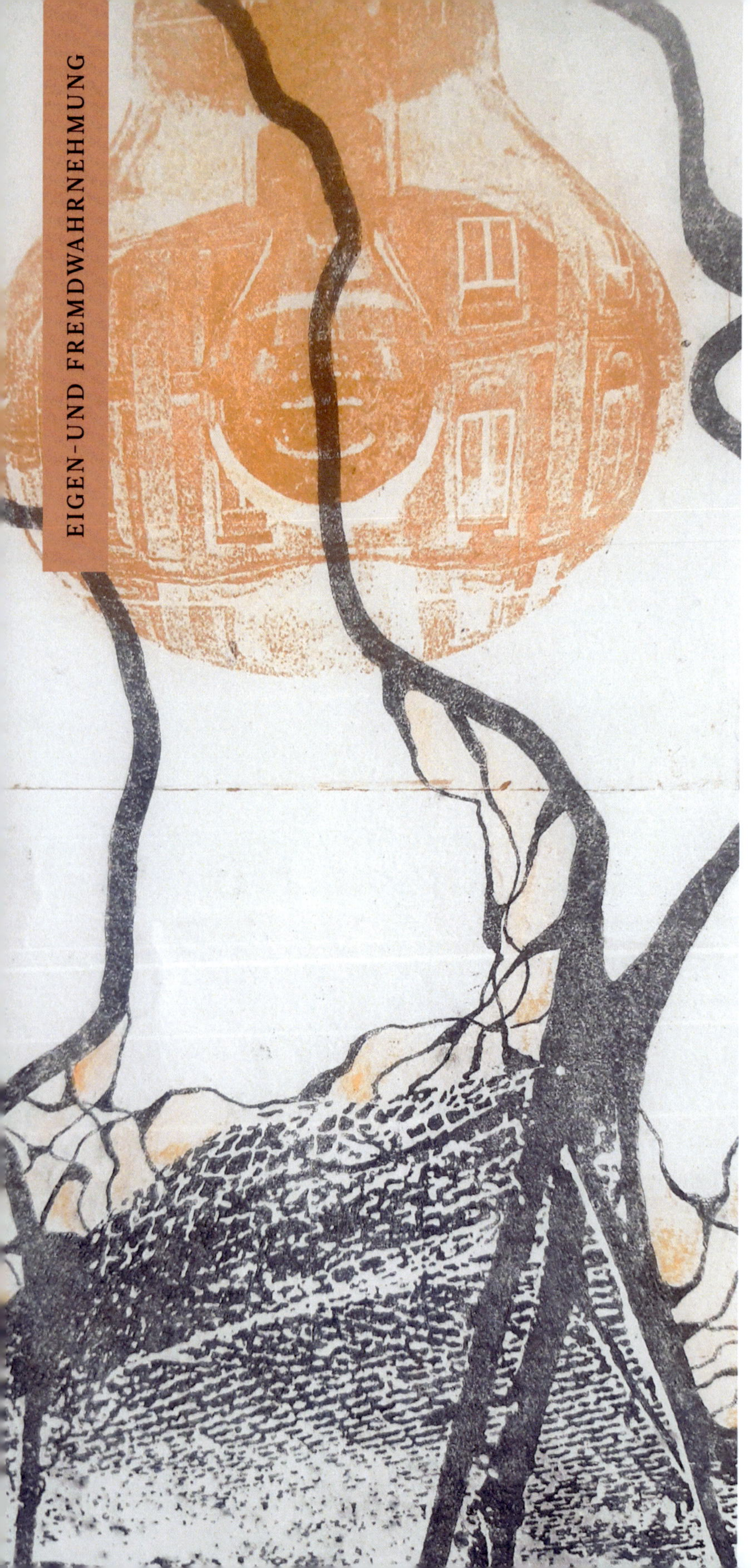

EIGEN- UND FREMD- WAHR- NEHMUNG

Die **Eigenwahrnehmung** beschreibt die Wahrnehmung von sich selbst, mit all den positiven und negativen Verhaltensweisen.

Die **Fremdwahrnehmung** ist das Bild eines Menschen, das von anderen Personen wahrgenommen wird.

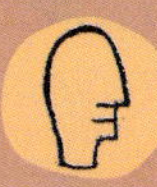

ANWENDUNGSBEREICH

Gruppentherapie

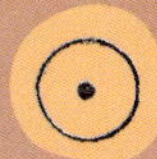

ZIEL DER METHODE

Ausdruck von Farbe und Form für das greifbare Selbst im Gegenüber finden. Stärkung des Selbstwertgefühls durch Förderung von Zuversicht, Vertrauen, Stabilität.

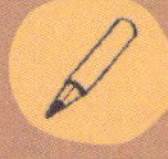

VORBEREITUNG/ MATERIAL THERAPEUTIN

- Festes Papier DIN A4
- Tonpapier
- Schere
- Klebstoff
- Filzstift

1. EIGENWAHRNEHMUNG

THEMA: WER BIN ICH? WIE GLAUBE ICH, SEHEN MICH DIE ANDEREN?

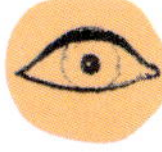

DURCHFÜHRUNG UND BEARBEITUNGSTECHNIK

Abbildung Seite 78:
Collage oben zu dem Thema „Wer bin ich?“
Collage unten zu dem Thema „Wie glaube ich, sehen mich die Anderen?“

Arbeitsanweisung:
Dem Thema entsprechend eine Tonpapier-Collage gestalten und Begriffe einfügen.

EIGENWAHRNEHMUNG

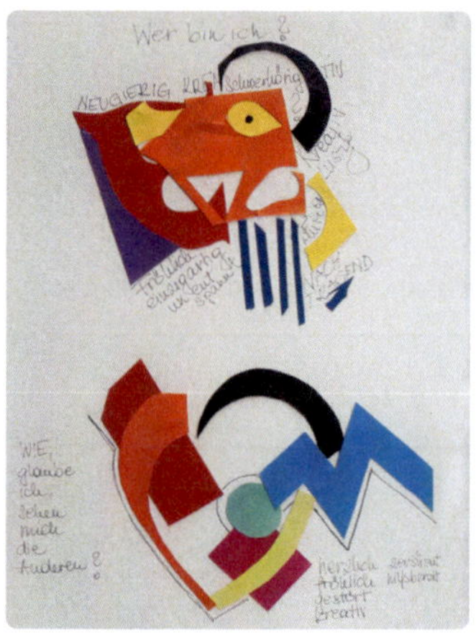

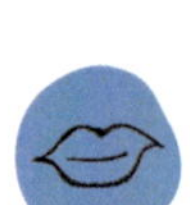

BEARBEITUNGSTECHNIK DER TEILNEHMERIN BINE

Wer bin ICH:

- Neugierig
- Kreativ
- Schwerhörig
- Nachtragend
- Fröhlich
- Einzigartig, entspannt
- Mutig

Wie glaube ich, sehen mich die Anderen:

- Herzlich
- Zerstreut
- Hilfsbereit
- Gestört
- Kreativ

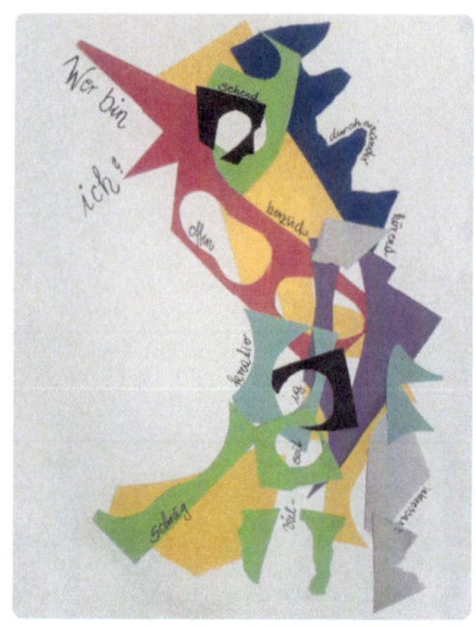

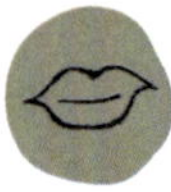

BEARBEITUNGSTECHNIK DER TEILNEHMERIN SILVIA

Wer bin ICH:

- Vielseitig
- Schräg
- Interessant
- Offen
- Herzlich
- Sehend
- Kreativ

Wie glaube ich, sehen mich die Anderen:

- Fröhlich
- Herzlich
- Zugewandt
- Laut und stark
- Vertrauenswürdig
- Erdig, bodenständig

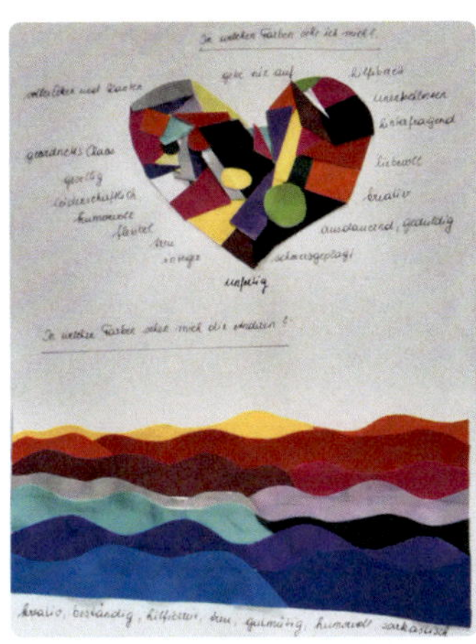

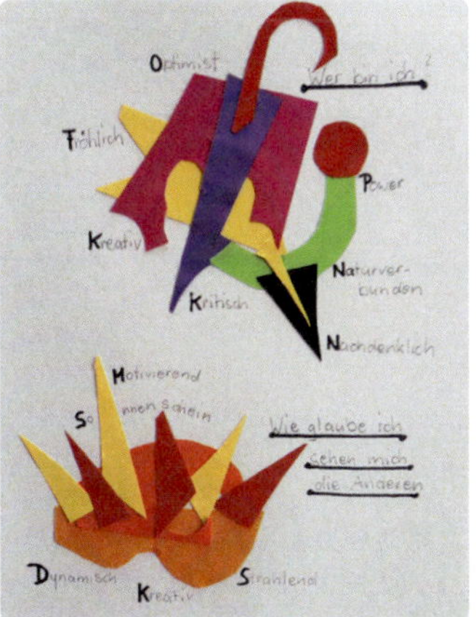

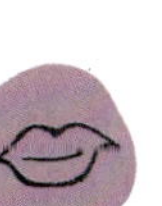

BEARBEITUNGSTECHNIK DER TEILNEHMERIN THAMARA

Wer bin ICH:

- Voller Ecken und Kanten
- Gebe nie auf
- Integer
- Hinterfragend
- Leidenschaftlich
- Humorvoll
- Liebevoll, treu
- Ausdauernd, geduldig
- Schmerzgeplagt
- Hilsbereit, flexibel
- Kreativ
- Unentschlossen

Wie glaube ich, sehen mich die Anderen:

- Kreativ
- Beständig
- Gutmütig
- Humorvoll
- Hilfsbereit
- Sarkastisch

BEARBEITUNGSTECHNIK DER TEILNEHMERIN JOHANNA

Wer bin ICH:

- Optimist
- Fröhlich
- Kreativ
- Kritisch
- Naturverbunden
- Nachdenklich
- Power

Wie glaube ich, sehen mich die Anderen:

- Motivierend
- Sonnenschein
- Dynamisch
- Kreativ
- Strahlend
- Herzlich

2. FREMDWAHRNEHMUNG DER GRUPPE

THEMA: WIE NEHMEN MICH DIE ANDEREN WAHR?

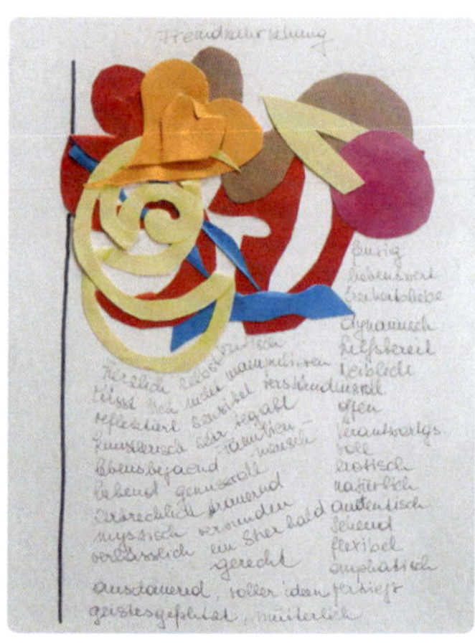

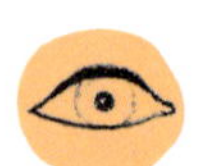

DURCHFÜHRUNG UND BEARBEITUNGSTECHNIK

- Alle Teilnehmerinnen der Gruppe geben einer Teilnehmerin spezifische Tonpapierformen/Tonpapierfarben und benennen diese. z.B. Die Form Herz für den Begriff: „Du bist liebenswert".
- Jede Teilnehmerin gestaltet mit den für sie ausgesuchten Formen eine Collage.
- Die Begriffe der Fremdwahrnehmung werden von der Gruppe für jede Teilnehmerin genannt. Sie schreibt diese in ihre Collagen-Gestaltung.

BEARBEITUNGSTECHNIK DER TEILNEHMERIN BINE

Wie nehmen mich die Anderen wahr:
(Auszug)

- Neugierig, unkompliziert, herzlich
- Sponan, lebendig, liebenswert
- Positive Lebenseinstellung, geduldig
- Reflektiert, hilfsbereit, ehrlich
- Einfallsreich, Sonnenschein, klug
- Vertrauensvoll, bescheiden, geerdet,
- Kreativ, mitreißend, Ich stehe zu mir
- Zielstrebend, lustig, verantwortungsvoll

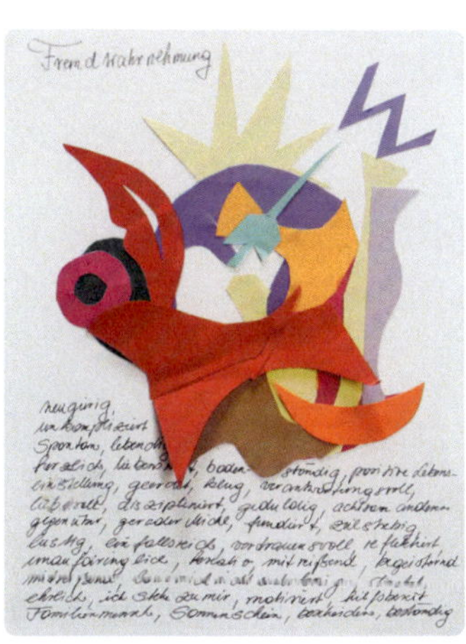

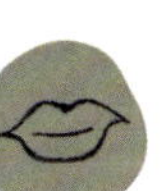

BEARBEITUNGSTECHNIK DER TEILNEHMERIN SILVIA

Wie nehmen mich die Anderen wahr: (Auszug)

- Neugierig, unkompliziert, herzlich
- Spontan, lebendig, liebenswert
- Positive Lebenseinstellung, geduldig
- Reflektiert, hilfsbereit, ehrlich
- Einfallsreich, Sonnenschein, klug
- Vertrauensvoll, bescheiden, geerdet
- Kreativ, mitreißend, Ich stehe zu mir
- Zielstrebend, lustig, verantwortungsvoll

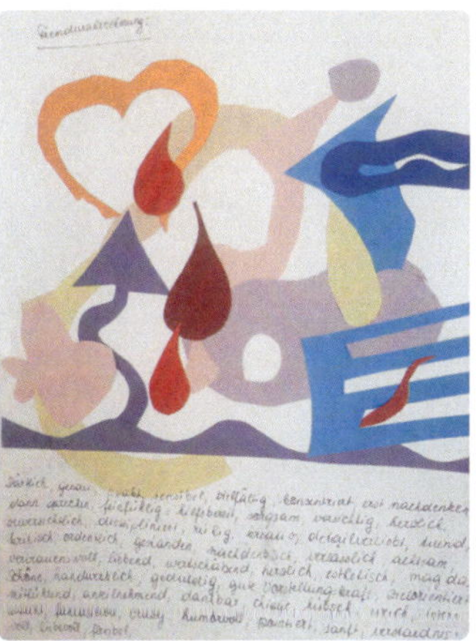

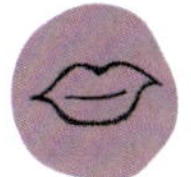

BEARBEITUNGSTECHNIK DER TEILNEHMERIN THAMARA

Wie nehmen mich die Anderen wahr: (Auszug)

- Zärtlich, genau, konzentriert
- Feinfüllig, wertschätzend
- Sorgsam, hilfsbereit, hübsch
- Humorvoll, flexibel, zielorientiert
- Fantasievoll, sanft, verlässlich
- Mitfühlend, geduldig, crazy
- Vorsichtig, detailverliebt, sanft
- Liebevoll, achtsam, interessant

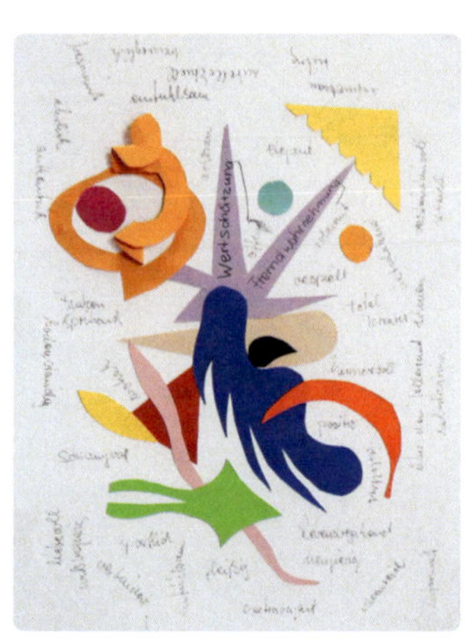

BEARBEITUNGSTECHNIK DER TEILNEHMERIN JOHANNA

Wie nehmen mich die Anderen wahr:
(Auszug)

- Lebensbejahend, neugierig
- Fleißig, extravagant, positiv
- Sportlich, humorvoll, achtsam
- Total kreativ, schwungvoll
- Offen, wissbegierig,authentisch
- Intelligent, Funken sprühend
- Bodenständig, verspielt
- Reflektiert, offen, ideenreich

SCHLUSSBESPRECHUNG

Meine Frage an die Gruppe:
Was hat sich im Verlauf des gemeinsamen Tuns herauskristalisiert?

AUSSAGE BINE

Mit Hilfe der Umsetzung, Eigen-Fremdwahrnehmung, habe ich mehr über mich selbst in Erfahrung gebracht.

AUSSAGE SILVIA

Ich habe mit zunehmender Erkenntnis entdeckt, wie dankbar ich meinem Leben bin. Ich fühle mich heimisch und wohl. Die Fremdwahrnehmung wird mich sicher noch lange beschäftigen.

AUSSAGE THAMARA

Es war bereichernd, sich selbst besser kennen und verstehen zu lernen. Das Feedback der Gruppe hat mir viel gegeben.

AUSSAGE JOHANNA

Ich glaube, jetzt meine Ich-Welt besser verstehen zu können. Durch die Wahrnehmung der Anderen hat sich für mich das Bewußtsein „Das Ganze in mir" zu erkennen, deutlich gezeigt.

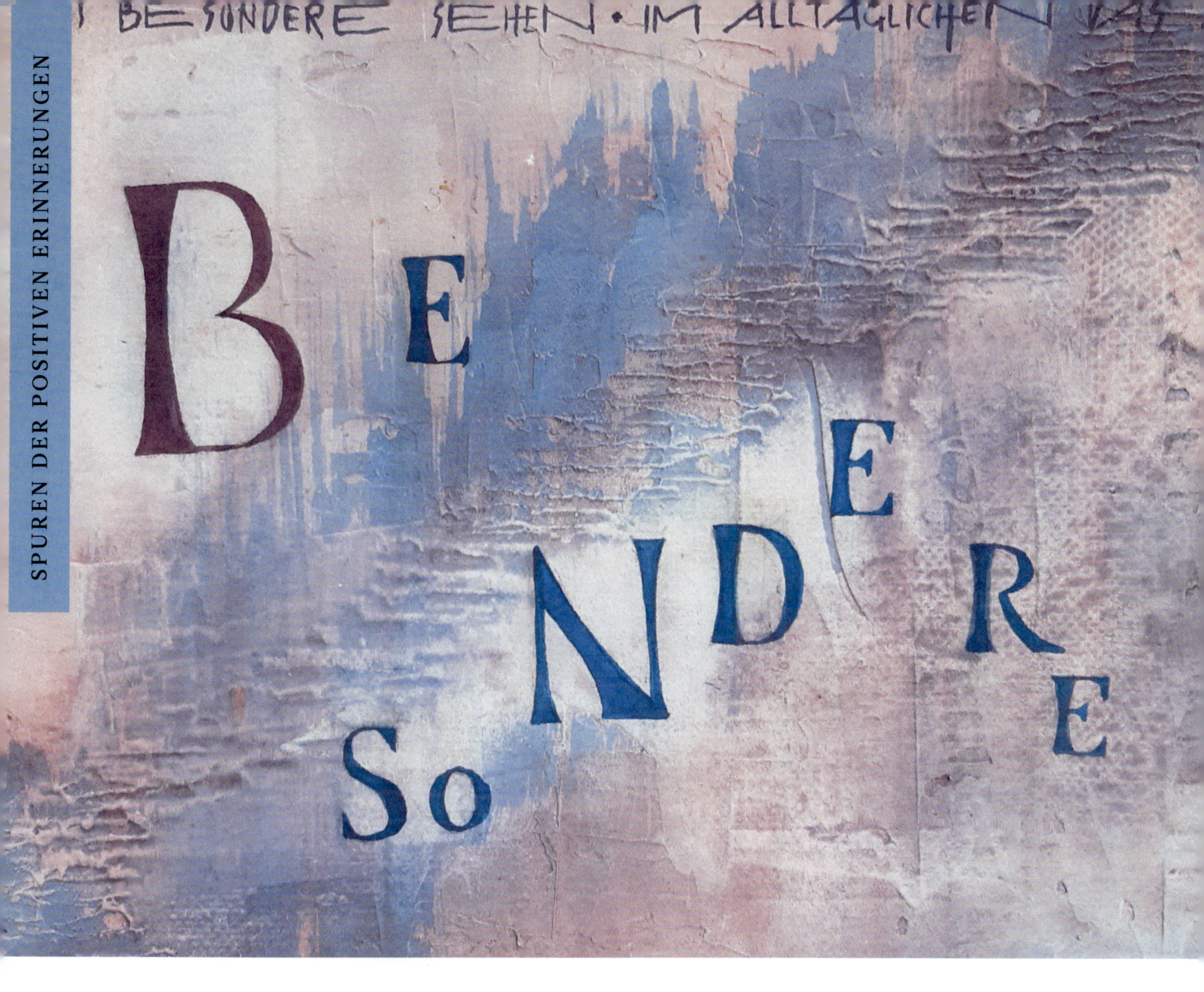

SPUREN DER POSITIVEN ERINNERUNGEN

Positivität ist eine Einstellung, bei der die Aufmerksamkeit bewusst auf Positives gelenkt wird. Eine Studie belegt, dass positive Erinnerungen stressbedingte Symptome mildern können. Sich an Positives zu erinnern, verbessert das Immunsystem und aktiviert die Lebensqualität. Positive Erinnerungen können das Selbstwertgefühl stärken und vor negativen Einflüssen schützen.

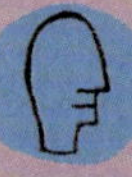

ANWENDUNGSBEREICH

Gruppentherapie

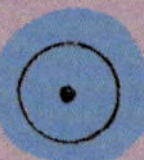

ZIEL DER METHODE

Positive Gedanken und Erinnerungen zum Klingen bringen. Erkennen der eigenen Lebensgeschichte.

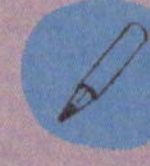

VORBEREITUNG/MATERIAL THERAPEUTIN

- Illustrierte
- Alufolie
- Tapetenkleister
- Tesakrepp
- Papier Größe: 50 x 60 cm
- Schwarzer Filzstift

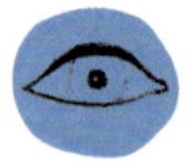

DURCHFÜHRUNG 

- Gestalten eines Schuhs als Metapher für Bewegung und Erinnerungen

AUFGABENSTELLUNG 

- Um den rechten oder linken Fuß drei Schichten Alufolie wickeln.
- Den Schuh aus Alufolie aufschneiden und diesen vom Fuß befreien.
- Mit Tesakrepp den gestalteten Schuh zusammenkleben.
- Aus Illustrierten kleine Teile nach folgenden Kriterien auswählen: Farbe, Natur, Gesicht u.s.w.
- Die ausgesuchten Illustriertenteile mit Tapetenkleister festkleben.

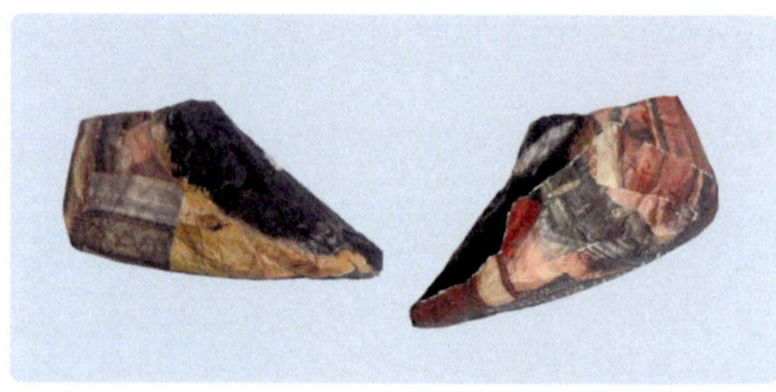

BRIGITTA

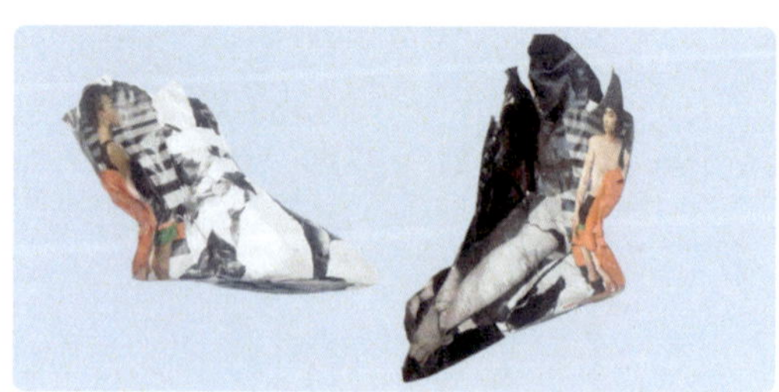

SILVIA

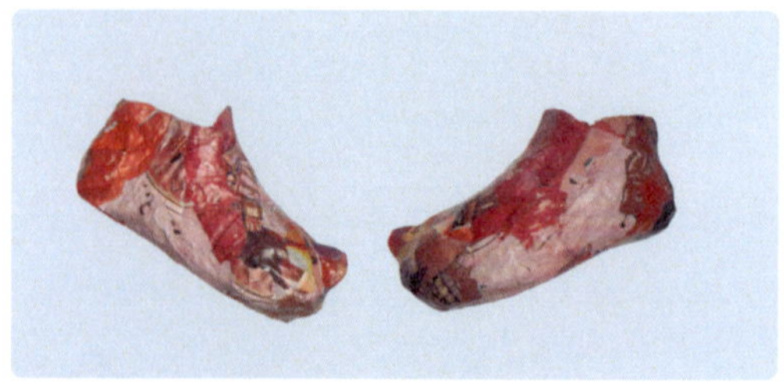

THAMARA

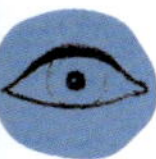

DURCHFÜHRUNG 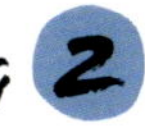

- Collage mit den Bildern der Erinnerung gestalten. Die Aufgabe ist ein Spiel der Sensibilität in Bezug auf Erinnerungen, die durch Abbildungen in den Illustrierten verdeutlicht werden.

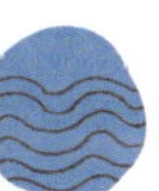

AUFGABENSTELLUNG 

- Anhand einer Lebenslinie die Geburt und das aktuelle Jahr festhalten. Den Schuh von der Gegenwart in die Vergangenheit zur Geburt bewegen. Die Bilder, die sich in der Erinnerung als positive Erlebnisse herauskritallisieren, werden reflektiert und als Collage gestaltet.
- Das entstandene Werk und der erlebte Prozess wird anschließend von jeder Teilnehmerin besprochen.

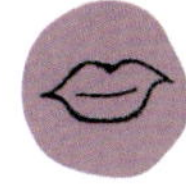

BEARBEITUNGSTECHNIK DER TEILNEHMERIN SILVIA

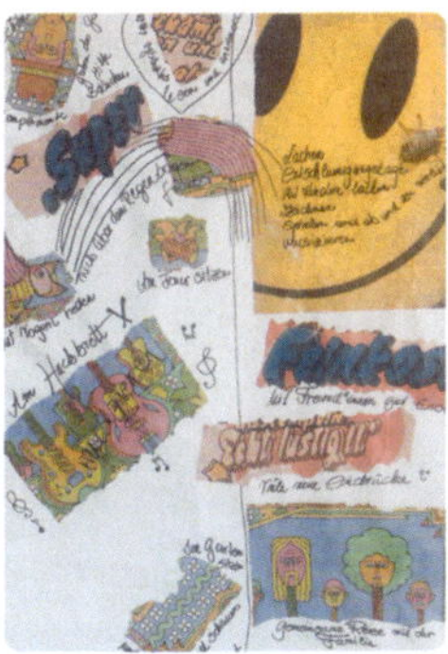

SCHLUSSBESPRECHUNG

Den Blick auf das Positive zu werfen, fällt mir sehr leicht, da ich mich, wie am Poster beschrieben, über sehr kleine Dinge freuen kann.

Zudem helfen mir Ihre Anregungen, um mich selber besser zu reflektieren und diese im Alltag, sowie in meiner Therapie zu nutzen. Diesmal hat sich alles passend ergeben, die Farben und Seiten waren einfach da und meine Gedanken konnten sich fließend verbinden. Ich mag es sehr gerne, wenn ich nicht zuviel meinen Kopf einschalte. Ich danke Ihnen für die spürbare Freude, die Sie mir geschekt haben. Das mit dem Schuh war sehr passend.

BEARBEITUNGSTECHNIK DER TEILNEHMERIN THAMARA

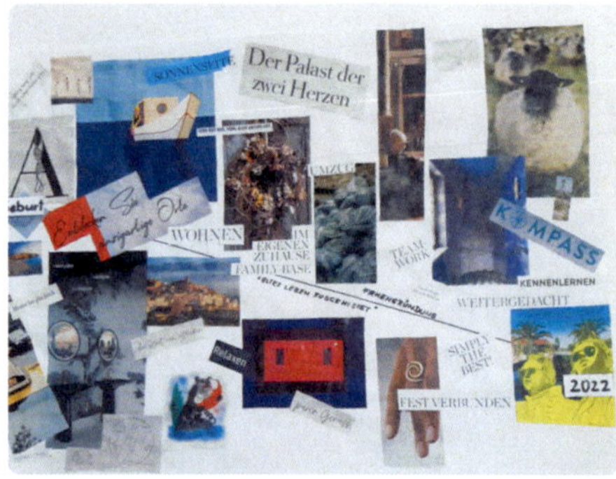

BEARBEITUNGSTECHNIK DER TEILNEHMERIN BRIGITTA

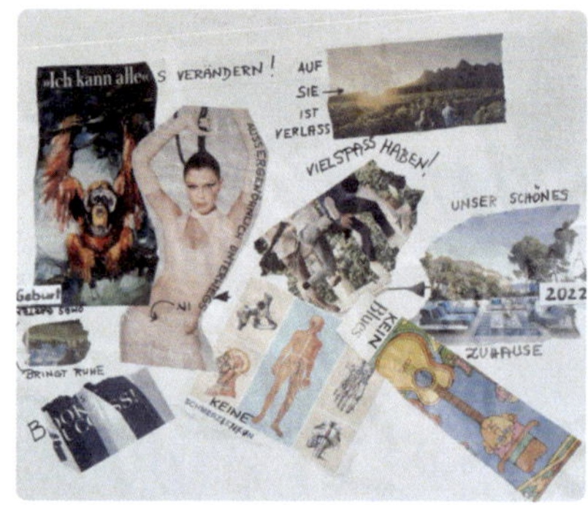

SCHLUSSBESPRECHUNG

Ich bin erstaunt, wie sich meine Wahrnehmung verändert hat. Es ist so viel Positives geschehen. Die Gestaltung der Collage zeigt mir das deutlich.

Ich stelle fest: Mein Leben ist ein Geschenk. Ich bin sehr, sehr dankbar.

SCHLUSSBESPRECHUNG

Ich ziehe mir den Schuh der Freude an und das Leben bekommt wieder Sinn. Blicke zurück zeigen mir, was an Schönem in meinem Leben geschehen ist und mich geprägt hat. Dann gehe ich auf die Reise und die Freude wird mir bewußt.

Das macht mir Spaß und hebt meine Stimmung ungemein.

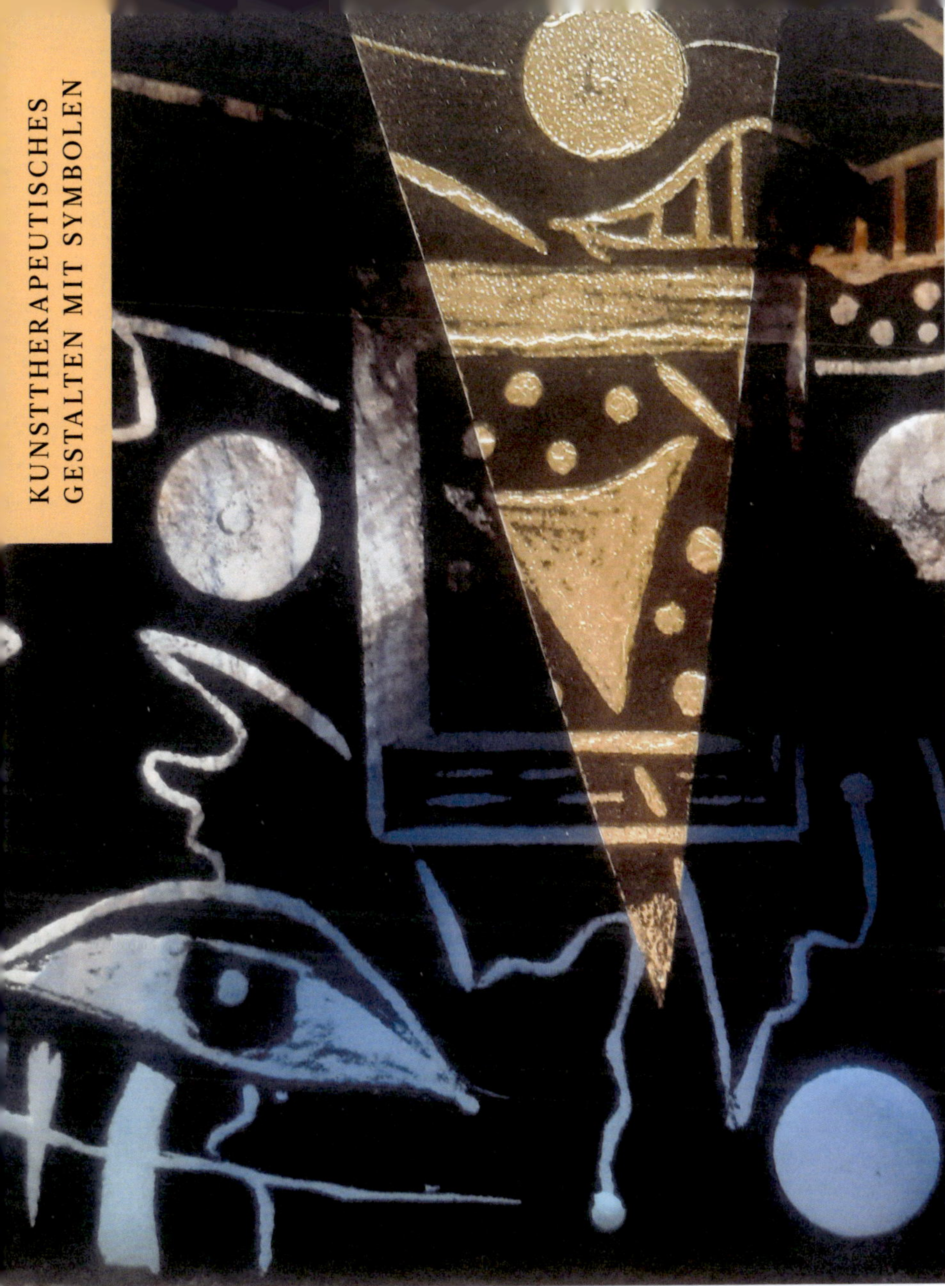

Das Wort Symbol wird hergeleitet vom griechischen Wort „symbolon". Es bedeutet zusammenwerfen, Sinnbild für Erkennungszeichen.

Das Symbol gehört zu den tiefsten Geheimnissen der Menschheit. In vergangenen Zeiten haben sich Menschen mit der symbolischen Ausdrucksweise bedient, um etwas deutlich zu machen. Durch bekannte Symbole sollte etwas verstanden werden. So war es möglich, sich ohne Missverständnisse und Hemmungen verständigen zu können.

Das Symboldenken kann nie völlig aus dem Dasein des Menschen verschwinden. Es gibt Symbole, die in Sprache und Denken gleichsam konstant bleiben, die zu allen Zeiten erschienen und noch heute wirksam sind.

KUNSTTHERAPEUTISCHES GESTALTEN **MIT SYMBOLEN**

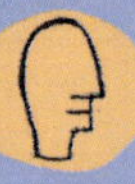

ANWENDUNGSBEREICH

Gruppentherapie

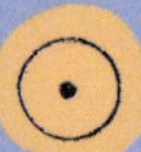

ZIEL DER METHODE

Kommunikationskompetenz durch Erkennen des ICHS und seine Aspekte. Förderung der Selbstwahrnehmung.

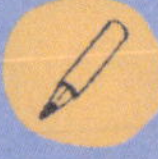

VORBEREITUNG/MATERIAL THERAPEUTIN

- DIN A 4 Papier
- Ölkreiden, Filzstifte, Farbstifte
- Illustrierte,
- Klebstoff, Schere
- Ausgeschnittene Symbole in unterschiedlichen Farben
  Größe: 10 cm bis 12 cm
  Stern, Herz, Quadrat Dreieck, Raute, Kreis.

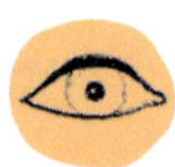

DURCHFÜHRUNG DER METHODE

Erklärung der Symbole und deren Bedeutung:

STERN » Symbol des Lichtes und der Hoffnung

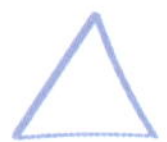

DREIECK » Lebenssymbol, Himmel, Erde, Luft

QUADRAT » Symbol der Geborgenheit

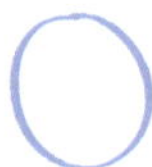

KREIS » Symbol der Ewigkeit

HERZ » Symbol der Liebe und Treue

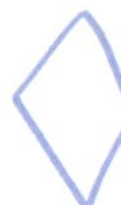

RAUTE » Symbol für das Erkennen

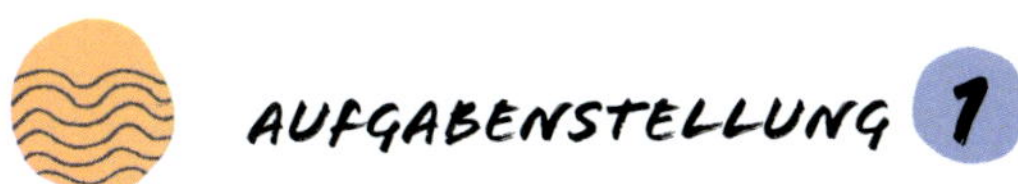

AUFGABENSTELLUNG 1

Was macht der Kreis mit mir?

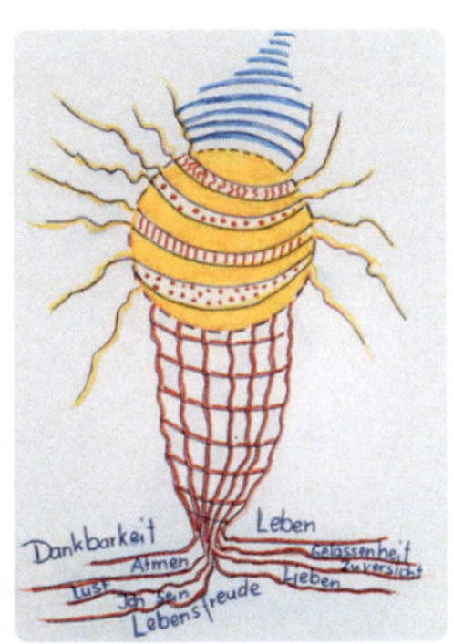

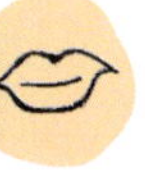

BEARBEITUNGSTECHNIK DER TEILNEHMERIN GITTA

Emotionales Ausdrucksgeschehen

- Dankbarkeit
- Leben, Lebensfreude
- Lust, Atmen
- Ich sein
- Gelassenheit
- Zuversicht

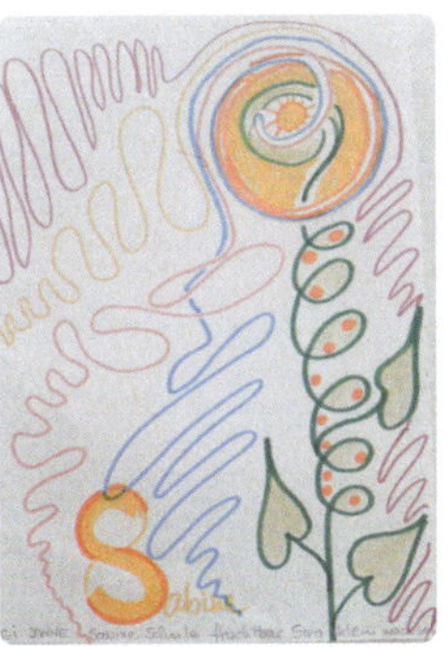

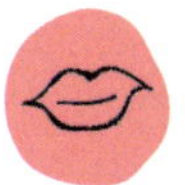

BEARBEITUNGSTECHNIK DER TEILNEHMERIN SABINE

Emotionales Ausdrucksgeschehen

- Ei und Sonne
- Sabines Schale
- Fruchtbare Strahlen wachsen

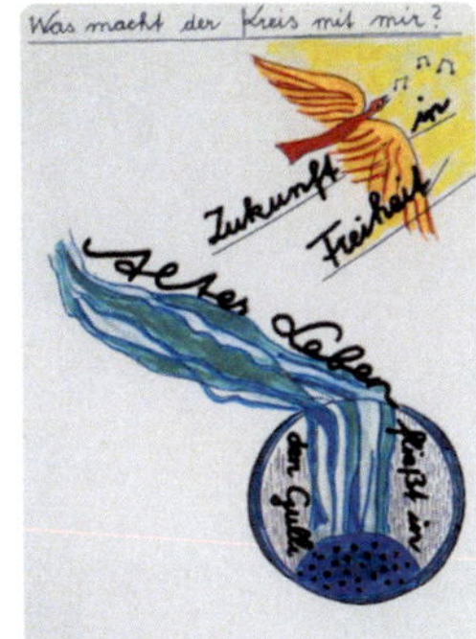

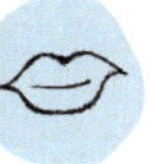

BEARBEITUNGSTECHNIK DER TEILNEHMERIN BRIGITTA

Emotionales Ausdrucksgeschehen

- Zukunft in Freiheit
- Altes Leben fließt in den Gulli

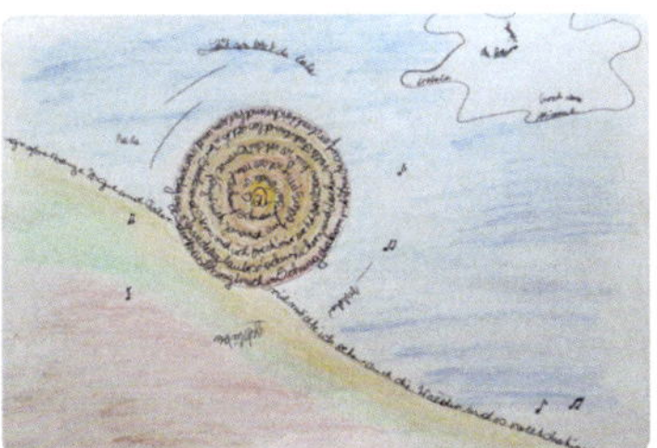

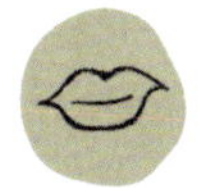

BEARBEITUNGSTECHNIK DER TEILNEHMERIN SILVIA

Emotionales Ausdrucksgeschehen

- Zeit wo bist du
- Leben- große Berge, Hügel und Täler
- Viel möchte ich sehen

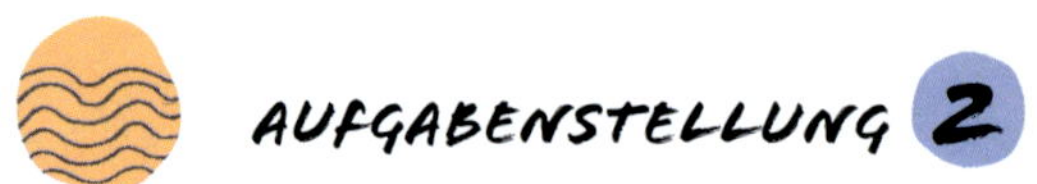

AUFGABENSTELLUNG 2

Was macht das Quadrat mit mir?

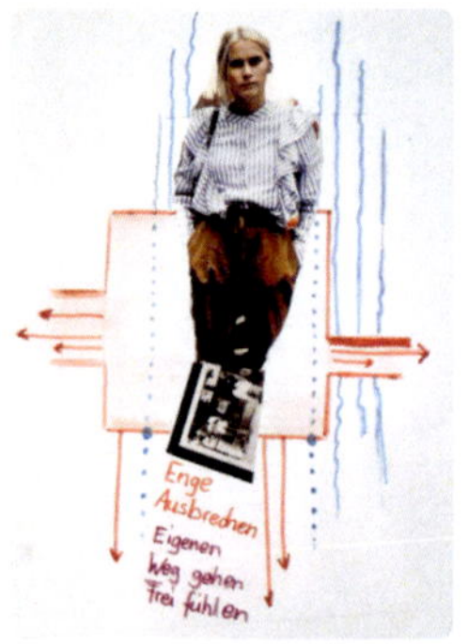

BEARBEITUNGSTECHNIK DER TEILNEHMERIN GITTA

Emotionales Ausdrucksgeschehen

- Enge
- Ausbrechen
- Eigenen Weg gehen
- Frei fühlen

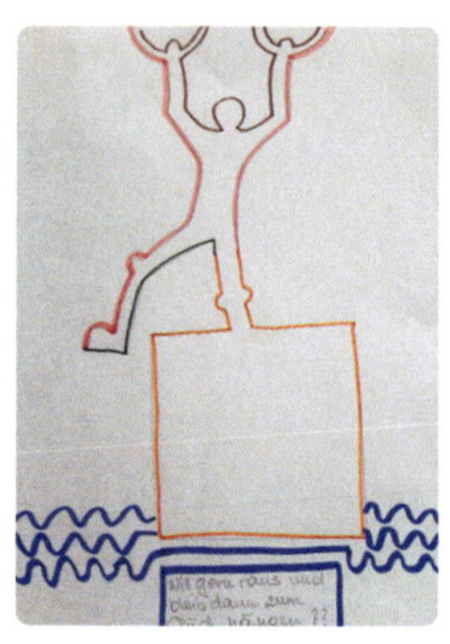

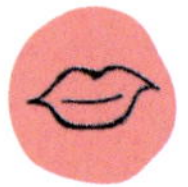

BEARBEITUNGSTECHNIK DER TEILNEHMERIN SABINE

Emotionales Ausdrucksgeschehen

- Will gern raus
- Und bleib dann zum Glück hängen
- Halt mich fest

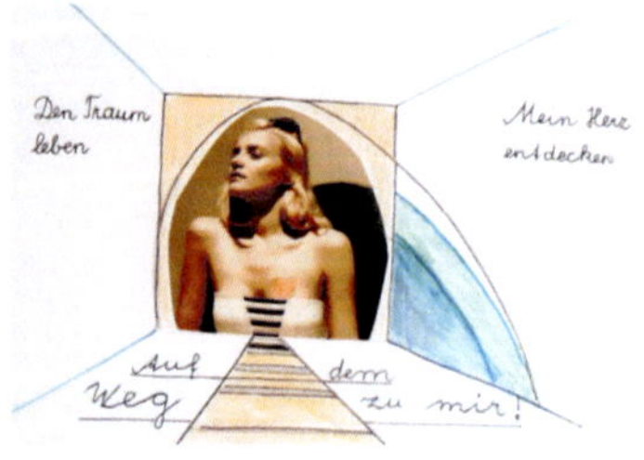

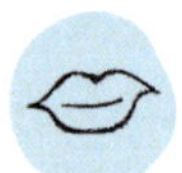

BEARBEITUNGSTECHNIK DER TEILNEHMERIN BRIGITTA

Emotionales Ausdrucksgeschehen

- Mein Herz entdecken
- Den Traum leben
- Auf dem Weg zu mir

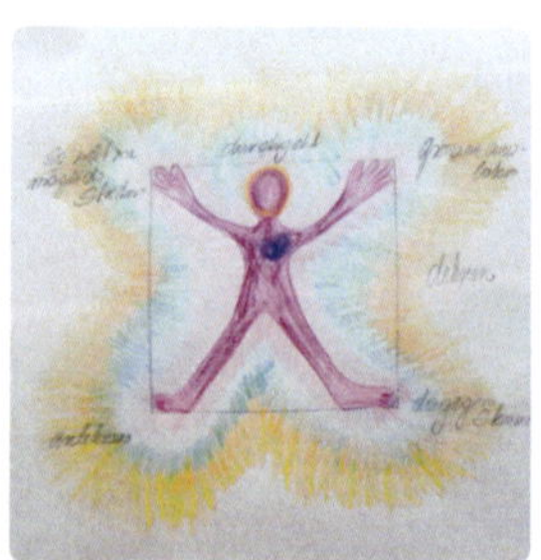

BEARBEITUNGSTECHNIK DER TEILNEHMERIN SILVIA

Emotionales Ausdrucksgeschehen

- So weit zu möglichen Stärken
- Grenzen ausloten
- Dehnen
- Anlehnen
- Dagegen stemmen

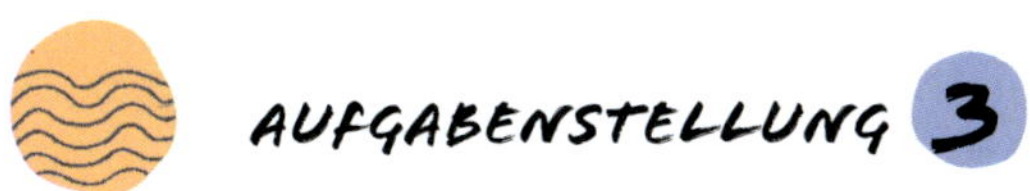

AUFGABENSTELLUNG 3

Was macht das Dreieck mit mir?

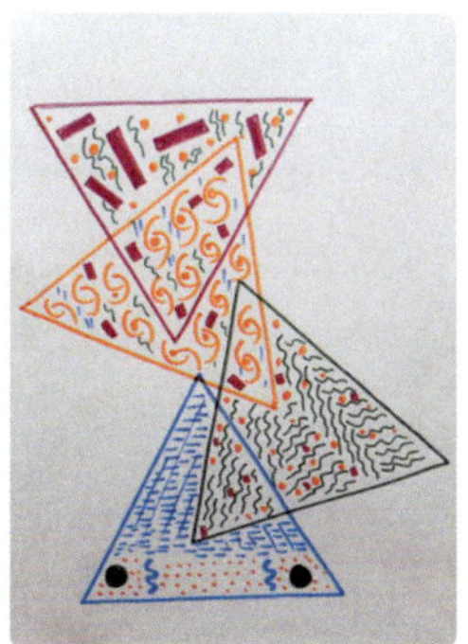

BEARBEITUNGSTECHNIK DER TEILNEHMERIN GITTA

Freie Assoziation

- Anfang
- Ende
- Dazwischen
- Verbindungen
- Zueinander
- Miteinander

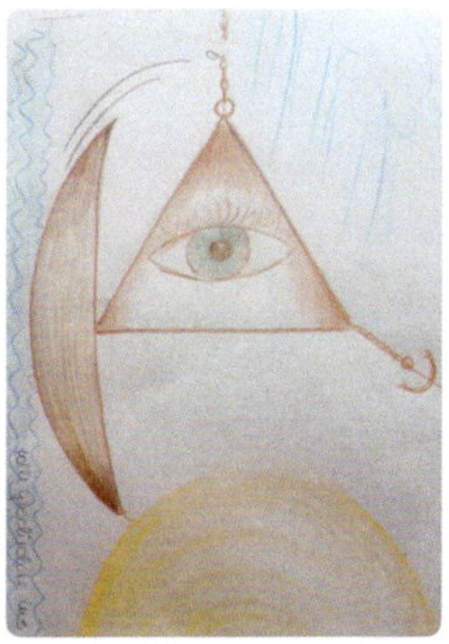

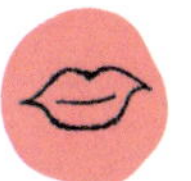

BEARBEITUNGSTECHNIK DER TEILNEHMERIN SABINE

Freie Assoziation

- Tolle Geschichte ins Abenteuer

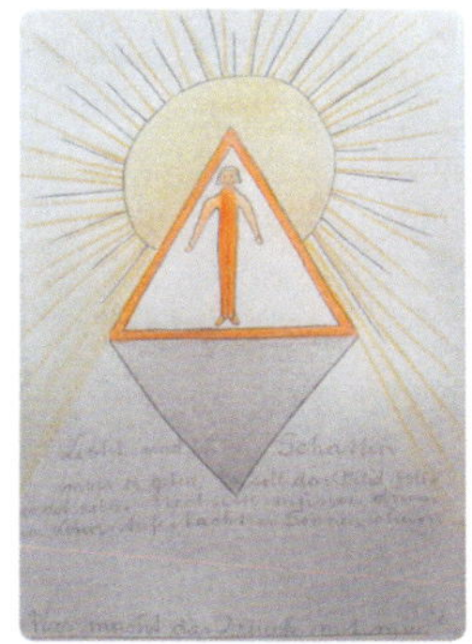

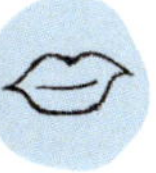

BEARBEITUNGSTECHNIK DER TEILNEHMERIN BRIGITTA

Freie Assoziation

- Licht und Schatten muss es geben, soll das Bild vollendet sein
- Wechsel im Leben
- Tiefe Nacht und Sonnenschein

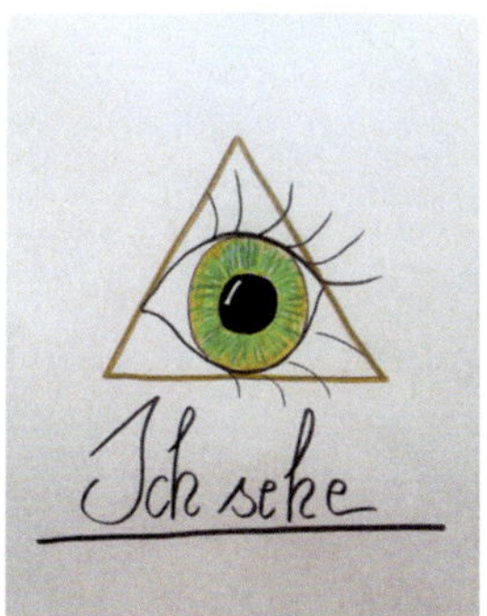

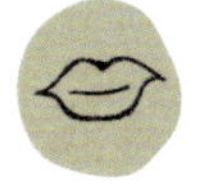

BEARBEITUNGSTECHNIK DER TEILNEHMERIN SILVIA

Freie Assoziation

- Ich sehe

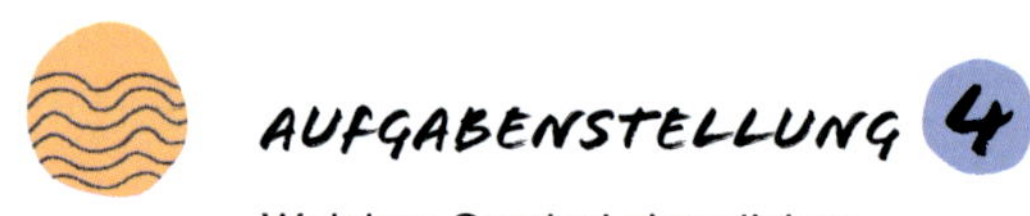

AUFGABENSTELLUNG 4

Welches Symbol signalisiert
meine momentane Befindlichkeit?

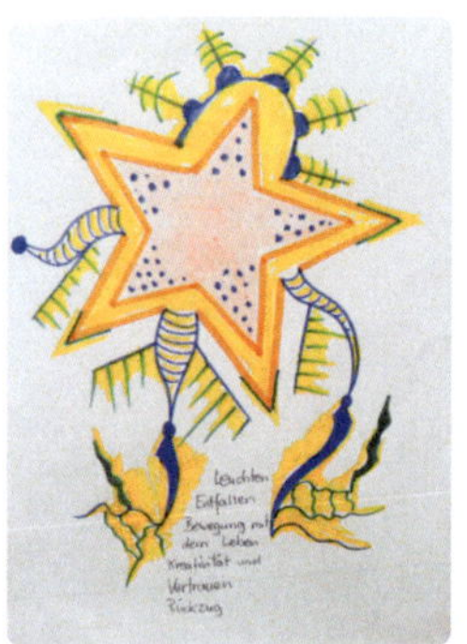

BEARBEITUNGSTECHNIK DER TEILNEHMERIN GITTA

Stern: Symbol des Lichtes und der Hoffnung

- Leuchten
- Entfalten
- Anfang, Ende
- Bewegung mit dem Leben
- Vertrauen
- Rückzug

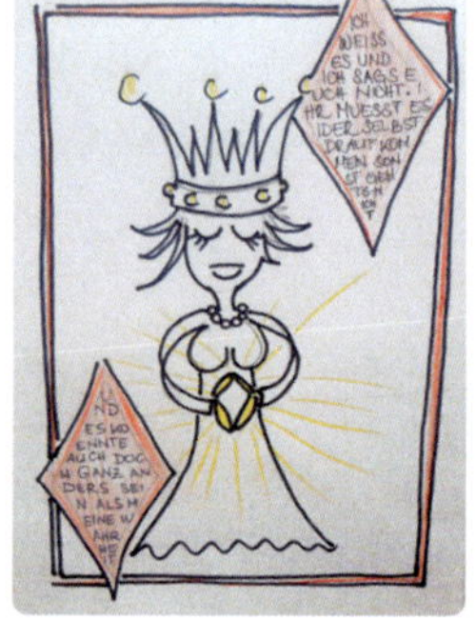

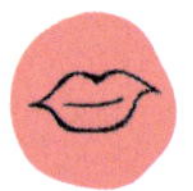

BEARBEITUNGSTECHNIK DER TEILNEHMERIN SABINE

Raute: Symbol für das Erkennen

- Ich weiß es und ich sage es euch nicht
- Ihr müsst selbst drauf kommen
- Sonst geht's nicht und es könnte auch ganz anders sein, als meine Wahrheit.

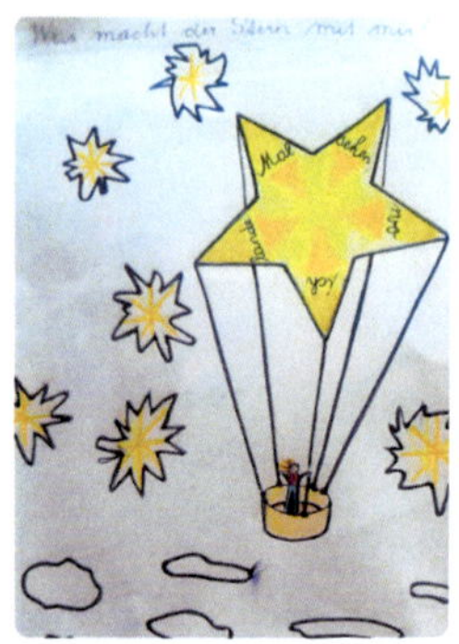

BEARBEITUNGSTECHNIK DER TEILNEHMERIN BRIGITTA

Stern: Symbol des Lichtes und der Hoffnung

- Mal sehen, wo ich lande

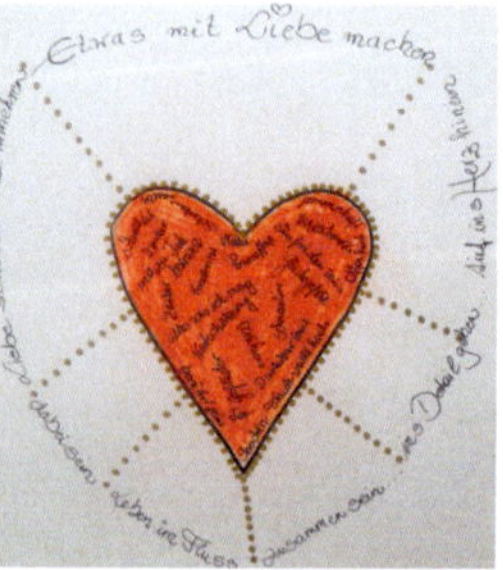

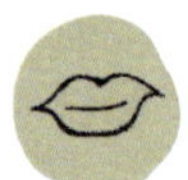

BEARBEITUNGSTECHNIK DER TEILNEHMERIN SILVIA

Herz: Symbol der Liebe und Treue

- Etwas mit Liebe machen
- Ins Herz hinein
- Leben im Fluss
- Zusammen sein, Dabei sein
- Liebe schenken und vermehren

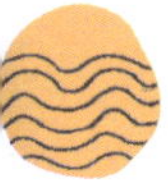

AUFGABENSTELLUNG 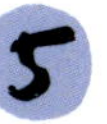

Den eigenen Namen schreiben. Symbole einfügen, die die eigene Persönlichkeit „zum Klingen" bringen.

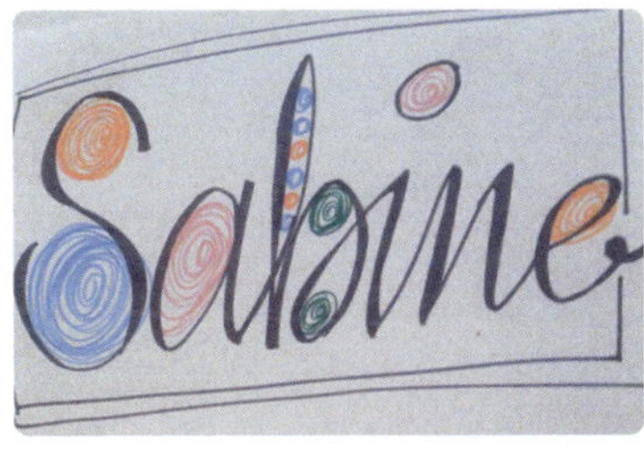

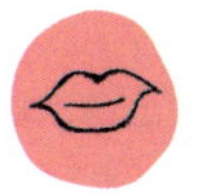

BEARBEITUNGSTECHNIK DER TEILNEHMERIN SABINE

Name

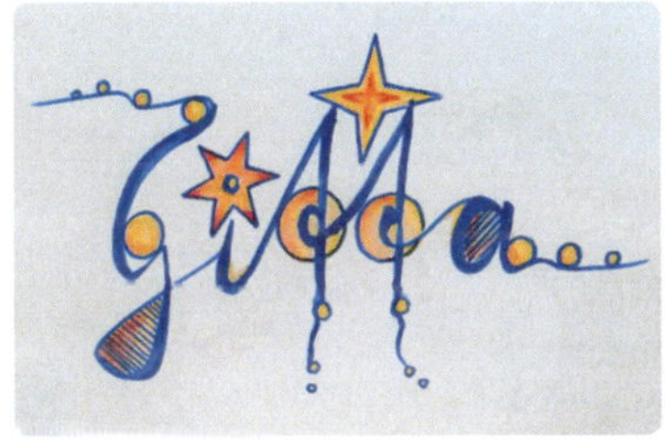

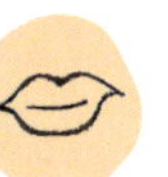

BEARBEITUNGSTECHNIK DER TEILNEHMERIN GITTA

Name

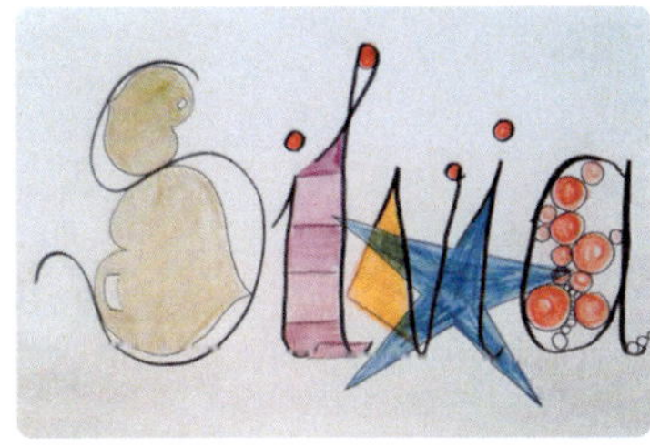

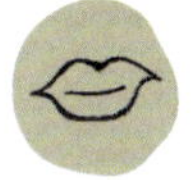

BEARBEITUNGSTECHNIK DER TEILNEHMERIN SILVIA

Name

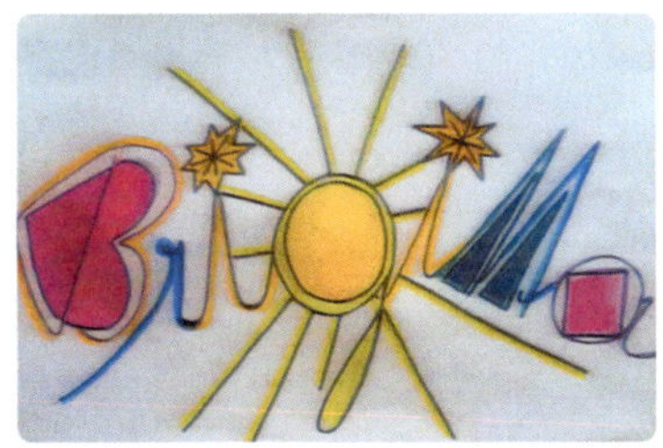

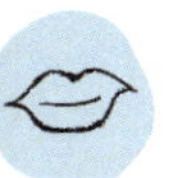

BEARBEITUNGSTECHNIK DER TEILNEHMERIN BRIGITTA

Name

SCHLUSSBESPRECHUNG DER GRUPPE

Die Aufgaben stellten eine interessante Anforderung an uns. Der Umgang mit den Symbolen und deren Gestaltungsmöglichkeiten war eine faszinierende Erfahrung. Es war bemerkenswert, was Symbole auslösen konnten, welche Gefühle dabei aktiviert wurden.

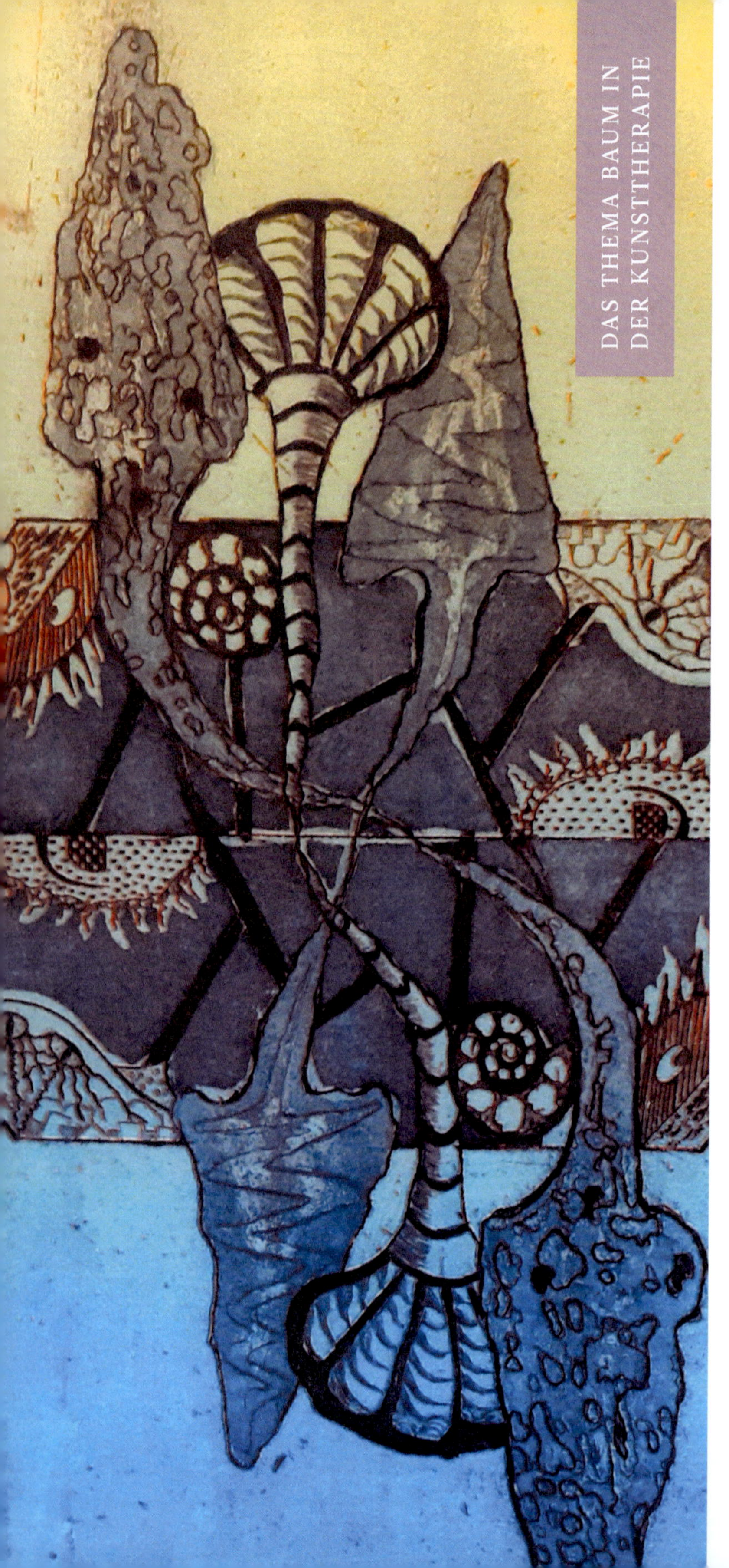

DAS THEMA BAUM IN DER KUNST-THERAPIE

Der Baum ist ein Symbol für die Vitalkraft des Menschen, für sein grundsätzliches Empfinden von Lebenssicherheit, für das Gefühl von Getragen sein.

Als Symbol des Lebens kann das Bild des Baumes auch zum Ausdruck für das individuelle seelische Selbst des Klienten und seiner besonderen Eigenart sein.

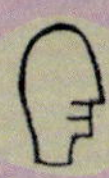

ANWENDUNGSBEREICH

Einzeltherapie
Gruppentherapie

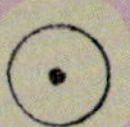

ZIEL DER METHODE

Sich eigener Ressourcen bewußt werden. Visualisierung von Lebensbedingungen sich wertschätzen lernen. Schritte der Problembewältigung visualisieren.

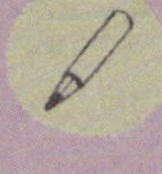

VORBEREITUNG/ MATERIAL THERAPEUTIN

- Packpapier oder festes Papier (von Druckerei)
- Acrylfarben
- dicke Pinsel
- Spachtel

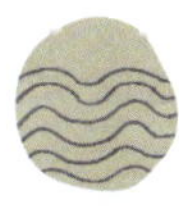

AUFGABENSTELLUNG UND BEARBEITUNGSTECHNIK

Teilnehmer*innen – Ausbildungsseminar in Karlsruhe

Teilnehmer*innen – Emotionale Gruppentherapie

Bitte malen Sie

- ICH DER BAUM
  oder wählen Sie dazu ein für sich passendes Adjektiv z.B.
- ICH DER FREUNDLICHE BAUM
- ICH DER EINSAME BAUM

Bitte beschreiben Sie Ihren gestalteten Baum

- Was waren Ihre Gefühle während des Malens?
- Was drückt Ihr Baum aus?
- Was überrascht Sie, wenn sie Ihren Baum betrachten?
- Gab es einen besonderen Moment während der Entstehung Ihres Baumes?

BEARBEITUNGSTECHNIK DER TEILNEHMERIN MERLE

ICH, DER BAUM

Bildbesprechung

Bei der Farbauswahl zu Beginn war mir direkt klar, dass es für meinen Baum nicht die klassischen Braun-Grünfarbtöne sein sollten. Ich habe mich für die unbunten Farben entschieden. Alle Farben habe ich mit Weiß aufgehellt, dass sie einen Pastellcharakter bekommen. Pastellfarben sind für mich angenehmer in einem Bild zu verarbeiten, sie sind etwas zurückhaltender, beobachtender, und nicht so fordernd im Vergleich zu den leuchtenden Farben. Die Wurzeln sollten blau werden. Sie sind das Leben, die Kraft, die das Wasser, unser Lebenselixier, aus der Erde saugen. Bei den Wurzeln begann ich sehr überlegt und zaghaft, bis ich beschloss, den Pinsel wegzulegen und mit den Fingern und den Handflächen zu malen. Das hat mir sehr dabei geholfen, dem Prozess mehr Freiheit und Spontanität zu verleihen. Dass der Stamm im Stil einer Birke werden sollte, beschloss ich während des Prozesses. Ich mag Birken sehr gerne, sie sind widerstandsfähig gegen Trockenheit und dennoch wirken sie sehr filigran in ihren Blättern und elegant durch das Schwarzweiß ihrer Rinde. Mit dem Schwarzweiß des Stammes wollte ich einen Gegensatz schaffen, der für mich in allem Leben enthalten ist. Ein Kampf von Gegensätzen, das Gefühl von Für und Wider, vom Auf- und Ab, ist auch Teil meiner Lebensprozesse. Als der Stamm gemalt war, fühlte ich mich mit ihm nicht wohl. Er erschien mir viel zu gerade, ich hätte lieber einen schlangenförmigen Stamm gemalt, denn geradlinig ist mein Leben nicht. Es gibt Kurven und Richtungswechsel. Die Astlöcher links und rechts waren dann die Form der Wahl, das zu verdeutlichen. Die Krone des Baumes ist sehr bunt, es sprudelt aus dem Baum heraus. Die Blätter wachsen auch Richtung Boden, denn die Birke sollte eine Trauerbirke werden. Hier ein Gegensatz in der Formgebung von Krone und Ästen, im Kontrast zu den vielfältigen Farben. Beim Malen, war das ein sehr befreiender Prozess, ich habe mit allen Fingern gemalt und die Handflächen benutzt, die Farben habe ich ohne jegliche Überlegung auf der Palette gemischt und in schnellen Bewegungen aufgetragen, während ich um den Tisch lief. Das war ein angenehmes, energiegeladenes Gefühl, innerlich befreiend. Zwischendrin war ich mir unsicher, ob das nun ich bin, dieser Baum, oder was das ist, was da alles raussprudelt. Für mich zeigt die Baumkrone, was möglich ist, was in mir steckt, und was sein darf, wenn ich es zulasse, wenn ich mich sein lasse, ohne zu viel im Denken verhaftet zu bleiben. Das ist sehr wertschätzend für mich selbst und eine Ermutigung mich selbst frei zu lassen, damit ich staunen kann, was alles in mir steckt.

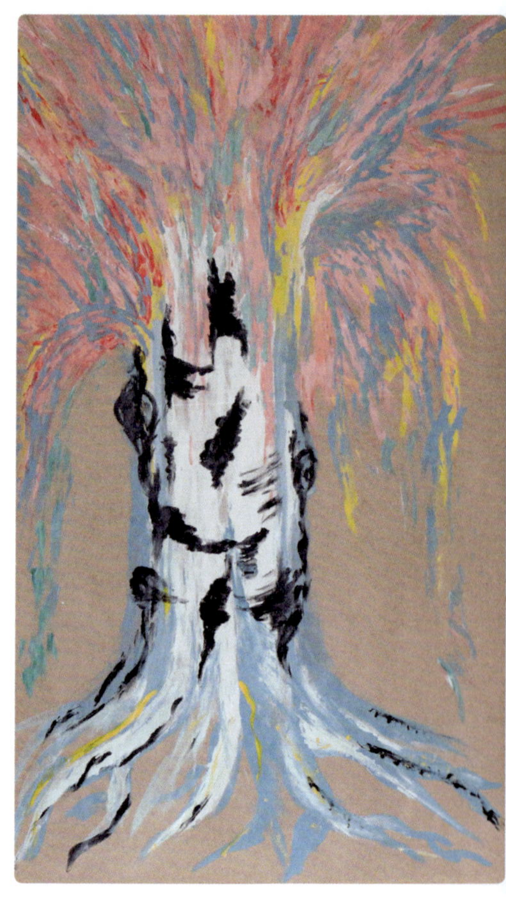

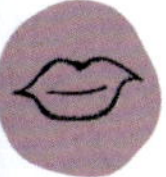

BEARBEITUNGSTECHNIK DER TEILNEHMERIN SUSANNE

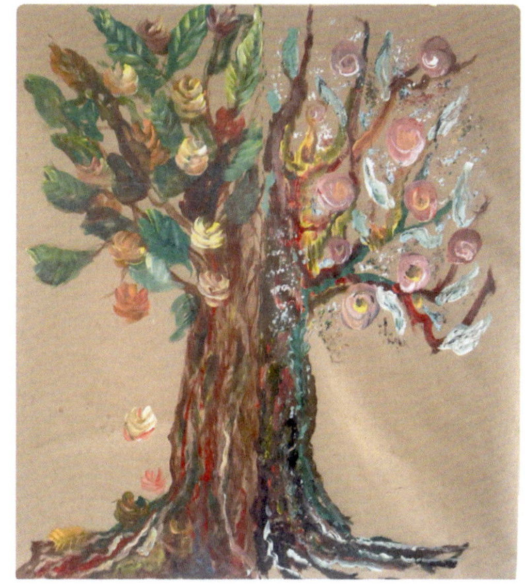

BAUMBILD ALS PAARÜBUNG

Bildbesprechung

Nach anfänglichen Zweifel, ob es möglich ist zusammen an einem Bild zu arbeiten, stellte ich relativ schnell fest, dass gemeinsames malen erfüllend sein kann. Ich bekam das Thema „ich und die Umwelt" als Baum darzustellen. Christine hat das Thema „wie sie mich wahrnimmt." Ich begann an den Wurzeln und malte langsam den Stamm nach oben. Am Stamm angekommen, wandelt sich mein Gefühl und die Umwelt wurde unwichtig. Ich war so mit mir im Einklang, dass ich meinem Umfeld keine Aufmerksamkeit schenken wollte.Das Malen war ein erfüllendes Erlebnis.

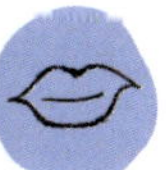

BEARBEITUNGSTECHNIK DER TEILNEHMERIN SILVIA

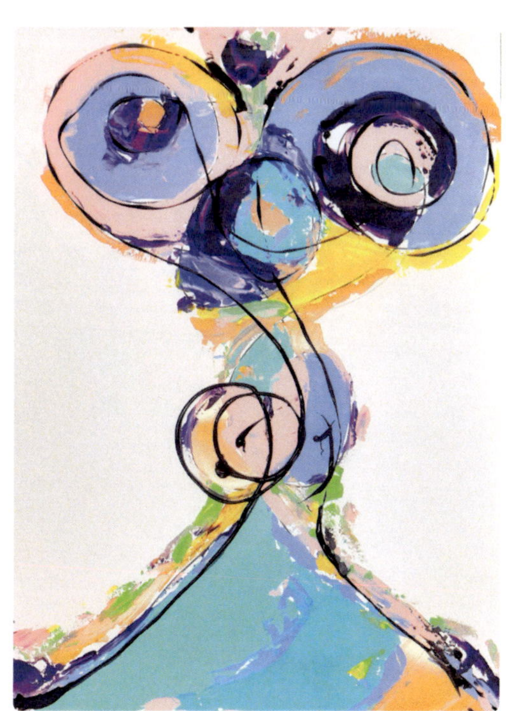

ICH, DER QUIRLIGE BAUM

Bildbesprechung

ich spüre den festen Boden, der mich hält in meiner quirligen Art und Weise. Ich drehe und verschlinge meine Äste, um viel zu sehen und zu fühlen. Gerne strecke ich meine Zweige Neuem und Unbekanntem entgegen und ziehe meine Bahnen. Ich mag es, wenn der Wind mich streichelt und ich mitschwingen kann. Ganz bewusst höre ich das Rauschen und das Zwitschern und die viele kleinen Knackser der kleinen Tiere auf meiner Rinde. Ich fühle mich wohl mit Sonne, Wind und Regen, und freue mich ebenso auf die stille Zeit im Schneemantel. Ich denke ich bin der genießende, quirlige Baum!

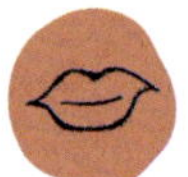

BEARBEITUNGSTECHNIK DER TEILNEHMERIN JOHANNA

ICH, DER WILDE BAUM

Bildbesprechung

Warum habe ich mich und meinen Baum „wild" bezeichnet? Eigenartig, alles Wilde geschah in diesem Moment. Ich hatte einfach Lust, mein eigenes Thema zu finden, etwas ganz Neues entstehen zu lassen. Mein Baum musste das Wilde ertragen. Jedenfalls sollten sich die Farben und der Pinsel entfalten, bunt und kräftig. Als mein Werk vollendet war, wurde ich sehr nachdenklich. Was hat das Adjektiv „wild" mit mir zu tun? Sollte ich das Wilde in mir zulassen? Darf ich es zulassen? Warum nicht? Ich werde den wilden Baum leben... Schritt für Schritt!

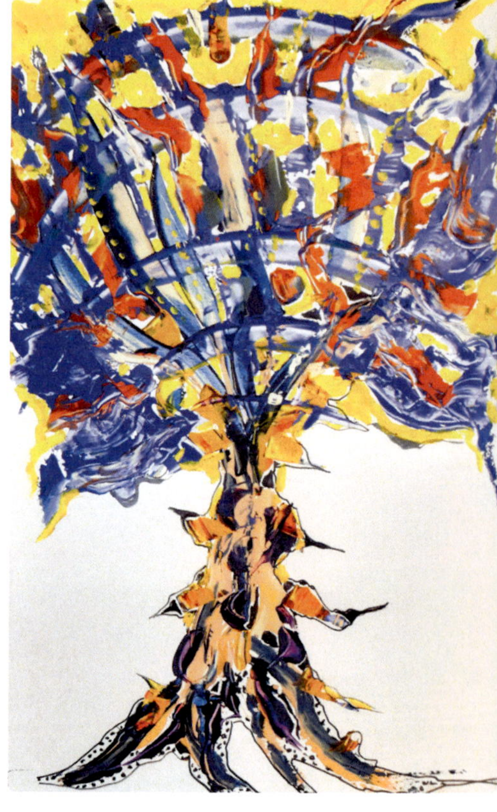

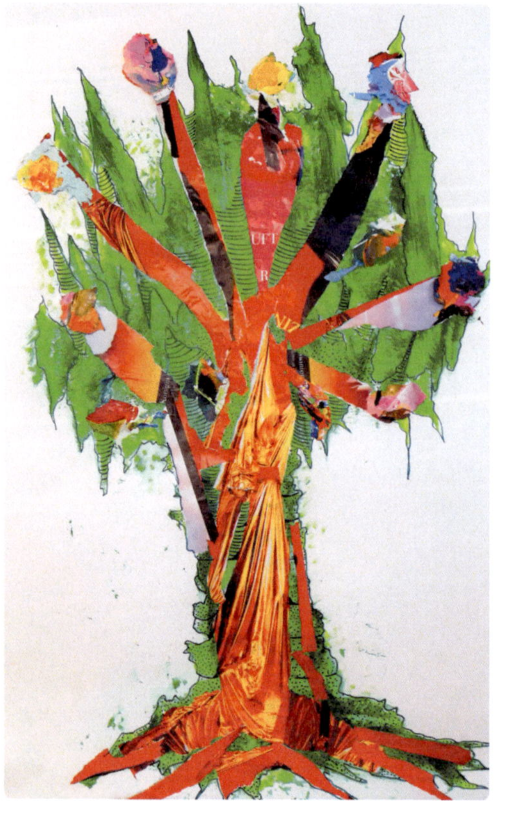

BEARBEITUNGSTECHNIK DER TEILNEHMERIN RENATE

ICH, DER BAUM

Bildbesprechung

Sofort war mir klar, meinen Baum mit unterschiedlichen Materialien zu gestalten. Acrylfarbe, getrocknete Acrylformen, Collageteile haben mich inspiriert, diese miteinzubeziehen.
Die Freude am Experimentieren, das „Nichtdenkenmüssen" war faszinierend. Vor allem die beinahe unbegrenzten Möglichkeiten des Entfaltens. Es sind die Fähigkeiten, Impulse und Anregungen, die ich in meine eigene Kraft umwandeln möchte. Mit dem Neuen in Verbindung zu treten, erweitert sicher mein Lebensgefühl. Es lebe der POWERBAUM!